DES

VIANDES DE BOUCHERIE

CONSERVÉES PAR LE FROID

VIANDES CONGELÉES

Et de leur usage dans l'Armée

PAR

E. MARCHAL

Vétérinaire en 2ᵉ au 8ᵉ Régiment de Dragons
Chargé du Service de la Boucherie Militaire de Verdun

PARIS

ASSELIN & HOUZEAU

LIBRAIRES DE LA SOCIÉTÉ CENTRALE DE MÉDECINE VÉTÉRINAIRE

PLACE DE L'ÉCOLE DE MÉDECINE

1895

DES

VIANDES DE BOUCHERIE

CONSERVÉES PAR LE FROID

VIANDES CONGELÉES

ET DE LEUR USAGE DANS L'ARMÉE

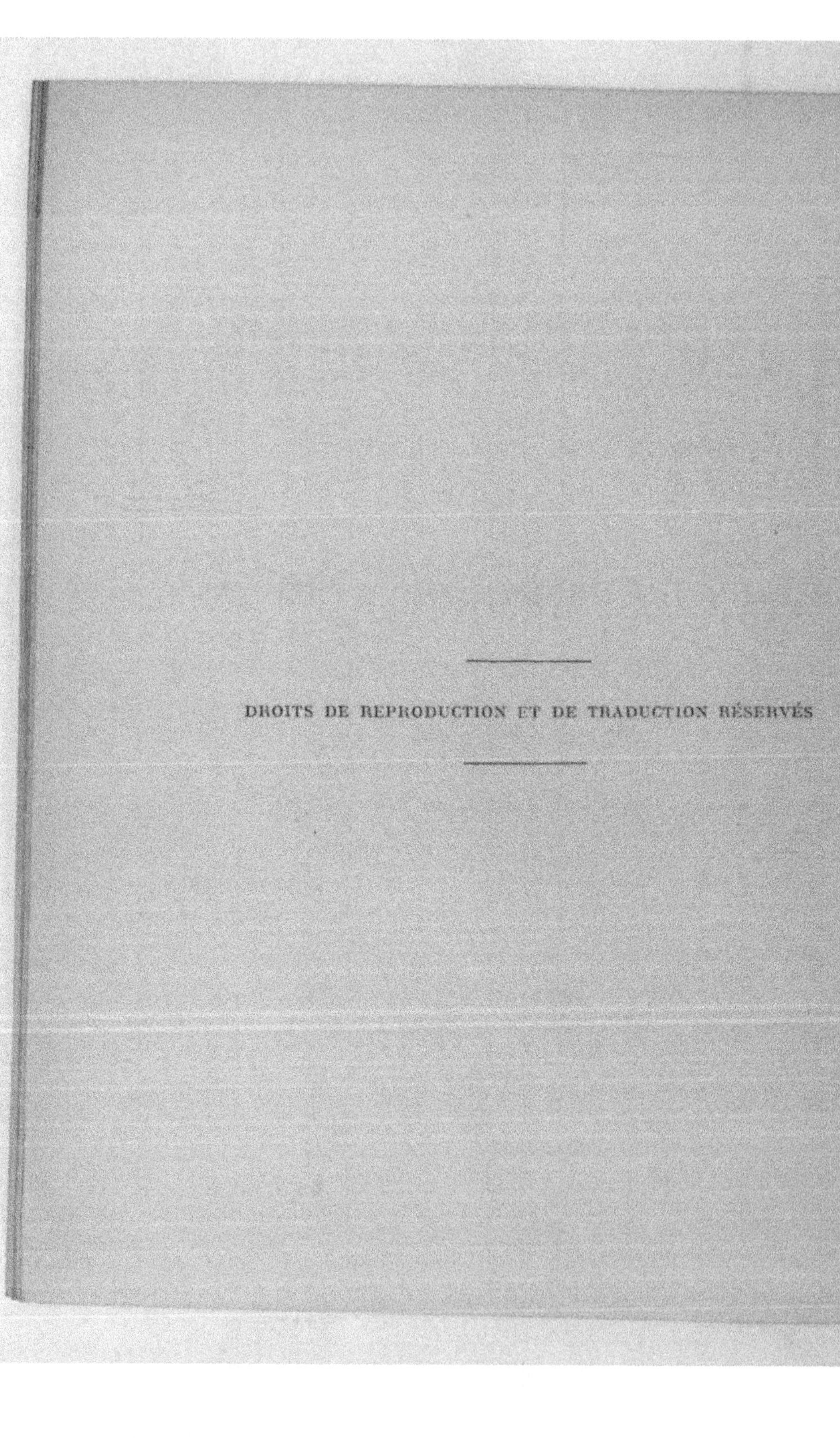

VIANDES DE BOUCHERIE

CONSERVÉES PAR LE FROID

VIANDES CONGELÉES

Et de leur usage dans l'Armée

PAR

E. MARCHAL

Vétérinaire en 2e au 8e Régiment de Dragons

Chargé du Service de la Boucherie Militaire de Verdun

PARIS

ASSELIN & HOUZEAU

LIBRAIRES DE LA SOCIÉTÉ CENTRALE DE MÉDECINE VÉTÉRINAIRE

PLACE DE L'ÉCOLE DE MÉDECINE

1895

AVANT-PROPOS

L'étude sur les *viandes congelées* que je livre aujourd'hui à la publicité m'a semblé une leçon de choses indispensable pour tous ceux qui ont mission d'assurer en viandes l'alimentation d'une réunion plus ou moins considérable d'individus.

En même temps que je me suis efforcé de faire tomber les préjugés qui, en France, portent bien à tort un discrédit sur les viandes conservées par le froid, j'ai cherché à faire ressortir les avantages qui pourraient résulter de leur utilisation dans l'armée, en temps de paix et surtout en campagne.

Le but de ce travail, inspiré par l'unique pensée d'être utile, est essentiellement de vulgarisation; c'est pourquoi afin de donner plus de poids aux idées émises, je me suis appuyé, avec des citations, sur les opinions professées par des auteurs d'une incontestable valeur et d'une probité scientifique indiscutable.

J'ose espérer que cette étude, aussi concise que possible, trouvera dans le monde militaire auquel elle s'adresse spécialement, l'indulgent accueil que je le prie de vouloir bien lui réserver.

Verdun, le 10 août 1895.

PRÉLIMINAIRES

On est convenu d'appeler *viande*, la chair des animaux qui servent journellement à l'alimentation de l'homme.

La variété des espèces sacrifiées est assez considérable suivant les contrées, les races, le degré de civilisation et les habitudes acquises par les individus qui peuplent la terre.

L'espèce bovine sans distinction de sexe, ni d'âge occupe sans contredit la première place dans l'alimentation animale des Européens ; viennent ensuite le mouton, le porc et, exceptionnellement, le cheval et la chèvre.

En France, la consommation de viande s'est depuis moins de vingt années si considérablement accrue, qu'elle dépasse la production, c'est pourquoi les importations d'animaux étrangers vivants, dépecés ou sous d'autres formes, sont venues combler le déficit existant vis-à-vis de notre cheptel national.

C'est l'Amérique surtout qui a cherché à fournir à l'ancien continent le supplément de viande qui lui est nécessaire.

De 1860 à 1890, les États-Unis avaient presque doublé le nombre de leurs têtes de gros bétail. Dans l'Amérique du Sud, au Vénézuela, la quantité de bœufs avait quadruplé. Le même fait se produisait dans l'Uruguay, la République Argentine, l'Australie, la Nouvelle-Zélande et le Cap.

Ce rapide accroissement des troupeaux était bien fait pour expliquer à un certain moment les craintes inspirées à nos éleveurs au sujet d'une concurrence qui pouvait être exercée par des pays où l'élevage du bétail s'opère avec une extrême facilité et où les cours de la viande sont si peu élevés.

La France, malgré son unité géographique, présente de grandes différences au point de vue géologique et climatérique, conditions qui permettent de la diviser en régions ayant chacune une spécialité de production. On compte douze régions que nous examinerons successivement quant à leur puissance productive de viande (1).

---

(1) D'après la " France économique et l'Armée ", M. l'Intendant général Delaperrière.

1° *Région du Nord*. — La région du Nord avec ses cinq départements : le Nord, le Pas-de-Calais, la Somme, l'Aisne et l'Oise, forme, à part l'îlot jurassique du Boulonnais, une vaste plaine surtout occupée par la culture des céréales.

La propriété y est fort divisée. Malgré l'étendue restreinte de ses prairies naturelles et de ses herbages, cette région compte de 26 à 28 têtes de gros bétail par kilomètre carré ; l'élevage du mouton et du porc y sont moins importants.

2° *Région Séquanienne*. — Elle comprend le bassin presque entier de la Seine : partie du département de la Côte-d'Or, l'Yonne, l'Aube, la Marne, Seine-et-Marne, Seine-et-Oise, la Seine, Eure-et-Loir et une partie du Loiret.

C'est un pays de plaines et de plateaux où la propriété est moins divisée que dans le Nord. Le nombre de têtes de gros bétail n'est que de 18 par kilomètre carré ; les porcs sont en petit nombre, mais les moutons sont presque aussi nombreux que dans les pâturages du Massif central, et sont d'ailleurs de meilleure race.

3° *Région Normande*. — Cette région, formée par les six départements de la Seine-Inférieure, de l'Eure, du Calvados, de l'Orne, de la Manche et de la Sarthe, est accidentée.

Grâce à ses admirables herbages et ses prairies artificielles, elle nourrit 44 têtes de gros bétail par kilomètre carré. Les moutons élevés pour la boucherie dans les pâturages salins du littoral et les porcs sont également très nombreux. La propriété y est moins divisée que dans les deux régions précédentes.

4° *Région Armoricaine.* — La région armoricaine groupe sept départements : la Mayenne, la Vendée, la Loire-Inférieure, le Morbihan, le Finistère, l'Ille-et-Vilaine, les Côtes-du-Nord et une partie de Maine-et-Loire. Elle est composée de plaines et de plateaux où la grande propriété prédomine. Ses prairies naturelles, les pâturages et les landes entretiennent environ 2.800.000 bœufs de travail et vaches laitières; 1.200.000 moutons. L'élevage du porc est un appoint considérable pour les produits destinés à l'alimentation.

5° *Région Girondine.* — Cette région comprend huit départements : la Charente, la Charente-Inférieure, la Gironde, les Landes, le Gers, le Lot-et-Garonne, la Dordogne, le Tarn-et-Garonne et une partie du Lot et de la Haute-Garonne.

La grande propriété y domine. Pas de prairies naturelles et peu de gros bétail, mais beaucoup de moutons et de porcs.

6º *Région Pyrénéenne*. — Avec ses quatre départements : les Basses-Pyrénées, les Hautes-Pyrénées, l'Ariège, les Pyrénées-Orientales et une partie de la Haute-Garonne, cette région est composée de montagnes et de vallées avec propriété morcelée.

Les pâturages ne peuvent suffire qu'à un nombre très restreint de bœufs. Les moutons y sont entretenus en assez grande quantité.

7º *Région Méditerranéenne*. — Cette région formée des sept départements suivants : l'Aude, l'Hérault, le Gard, Vaucluse, les Bouches-du-Rhône, le Var et les Alpes-Maritimes ainsi que d'une partie des Basses-Alpes est une vaste plaine accidentée à l'ouest et un pays de montagnes à l'est. La propriété moyenne domine dans cette région qui tient le dernier rang pour l'étendue de ses prairies et l'élevage du bétail.

Les troupeaux de moutons y sont assez nombreux.

8º *Région Alpine*. — La région alpine comprend : les Hautes-Alpes, la Savoie, la Haute-Savoie, la majeure partie des Basses-Alpes et moitié de ceux de la Drôme et de l'Isère. C'est un pays montagneux, coupé par de profondes vallées. La propriété y est peu divisée.

Des herbages assez riches en Savoie, médiocres en Dauphiné, très pauvres en Provence, nourrissent à peine 500.000 animaux de race bovine ; des pâturages où paissent des moutons et un trop grand nombre de chèvres, telles sont les ressources de ce pays.

9° *Région Rhodanienne*. — Cette région composée d'une partie du département de l'Isère, de la Drôme, de Saône-et-Loire et de la Côte-d'Or, et les six départements entiers de l'Ardèche, du Rhône, de l'Ain, du Jura, du Doubs et de la Haute-Saône, est une longue vallée resserrée entre les massifs des Alpes, des Cévennes et du Jura.

Les prairies naturelles y couvrent 515.000 hectares, les pâturages plus de 400.000, et la production du gros bétail représente 1/12 de celle de la France. Les moutons, sauf dans la Côte-d'Or, les chèvres, sauf dans l'Ardèche et les porcs, sauf dans Saône-et-Loire, sont peu nombreux.

10° *Région Lorraine et Ardennes-Vosgiennes*. — Comprenant le territoire de Belfort et les cinq départements des Vosges, de Meurthe-et-Moselle, de la Meuse, des Ardennes et de la Haute-Marne, est une région composée de montagnes et de plateaux. Sans être morcelée, la propriété y est divisée. En raison de ses belles prairies naturelles, cette région produit 1/28 de la production bovine, 1/20 de la production ovine et 1/10 des porcs.

11° *Plaine du Centre*. — Formée par la plus grande partie du Loiret, l'est de Maine-et-Loire, le sud et l'ouest de la Nièvre, le Loir-et-Cher, l'Indre-et-Loire, la Vienne, les Deux-Sèvres, l'Indre, Cher et l'Allier.

La propriété est peu divisée dans cette région où existe encore le météyage. L'élevage du bœuf s'élève au 1/11, et celui du mouton au 1/6 de la production totale.

12° *Massif central*. — Cette région comprend une partie des départements de la Nièvre, de Saône-et-Loire et du Lot, et ceux de la Loire, de la Haute-Loire, de la Lozère, de l'Aveyron, du Tarn, de la Corrèze, de la Haute-Vienne, de la Creuse, du Puy-de-Dôme et du Cantal.

La propriété est très morcelée.

Les prés et les herbages nourrissent les bœufs de boucherie du Charolais et du Morvan, les bœufs de travail de l'Auvergne, du Haut-Languedoc et du Limousin.

Sur les côteaux de la Lozère et de l'Aveyron, dans les pâturages de l'Auvergne, de la Marche et du Limousin paissent de nombreux moutons.

L'élevage du porc est répandu dans la Corrèze et dans l'Aveyron.

Corse. — La Corse forme une région à part et ne sera jamais un pays agricole. Les pâturages nourrissent un certain nombre de bœufs et presque autant de chèvres que de moutons.

.·.

Il nous a paru utile, au moyen de cartes, de mettre sous les yeux du lecteur les différences qui existent dans la production du bétail entre les départements français.

Par leur examen, on voit combien est relativement restreint le nombre de têtes de bétail sur la frontière lorraine.

Les Ardennes, la Meuse, Meurthe-et-Moselle, la Haute-Marne, l'Aube ne pourraient seuls alimenter pendant longtemps en viande fraîche une armée importante.

L'Est, la Bretagne et la Normandie n'ont qu'une population ovine insignifiante.

Seule, la production de l'espèce porcine est généralement suffisante dans toute l'étendue du territoire ; en effet, le chiffre de nos exporta-

tions de porcs est supérieur à celui des importations.

Il est bon, croyons-nous, d'attirer l'attention sur la pénurie de bétail (bœufs et moutons) qui se fait sentir sur notre frontière du Nord-Est et l'importance qui s'attache à la constitution, sur ce point, d'un approvisionnement assuré de viandes pour le cas de mobilisation.

TABLEAU DE LA PRODUCTION DE BÉTAIL DANS LES DIVERS ÉTATS EUROPÉENS

DÉSIGNATION DES ÉTATS	TÊTES DE BÉTAIL		
	BŒUFS	MOUTONS	PORCS
Russie............................	24.609.264	44.465.454	9.242.997
Allemagne	15.786.764	19.000.000	9.206.195
France	13.275.025	21.791.909	7.147.000
Angleterre (1)...................	11.343.586	33.533.988	4.350.000
Autriche	8.643.936	3.186.787	3.544.000
Italie...........................	5.000.000	6.900.000	1.800.000
Hongrie........................	4.879.000	10.594.831	4.803.000
Hollande	1.525.000	1.470.000	500.000
Belgique	1.400.000	365.000	650.000

AUTRES PAYS PRODUCTEURS DE BÉTAIL

DÉSIGNATION DES ÉTATS	BŒUFS	MOUTONS	PORCS
États-Unis.....................	50.000.000	45.000.000	50.250.200
Plata et République argentine	18.000.000	80.000.000	»
Uruguay	6.300.000	17.250.500	11.833.000
Australie	7.250.000	61.066.000	»

(1) L'Angleterre a reçu, en 1894, 832.755 quintaux de viandes congelées, représentant environ 250.000 têtes de bétail, de provenance américaine.

L'Australie a aussi expédié, sur les ports anglais, 178.803 quartiers de

Carte de la Production Ovine.

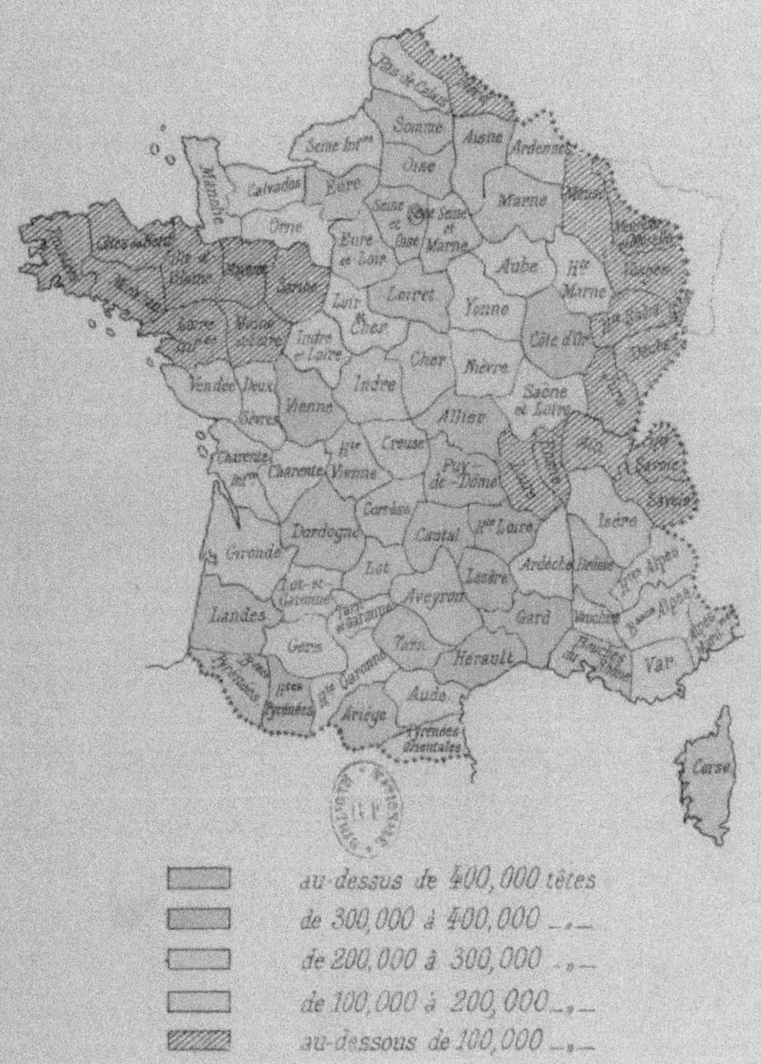

Carte de la Production Bovine.

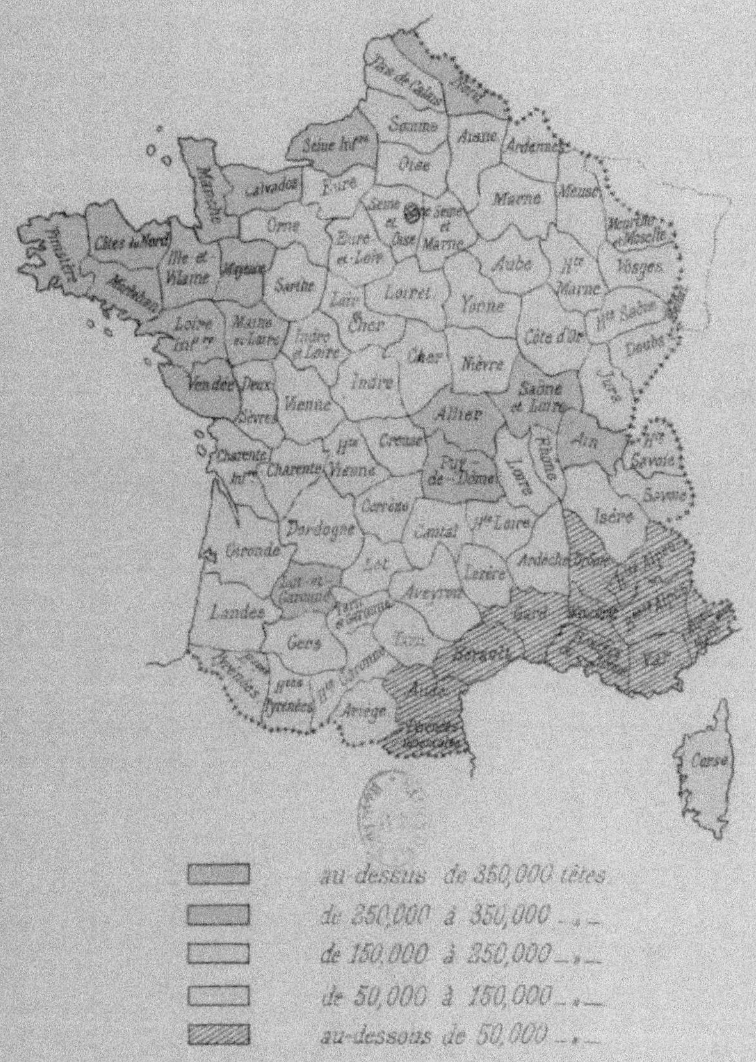

Carte de la Production Porcine.

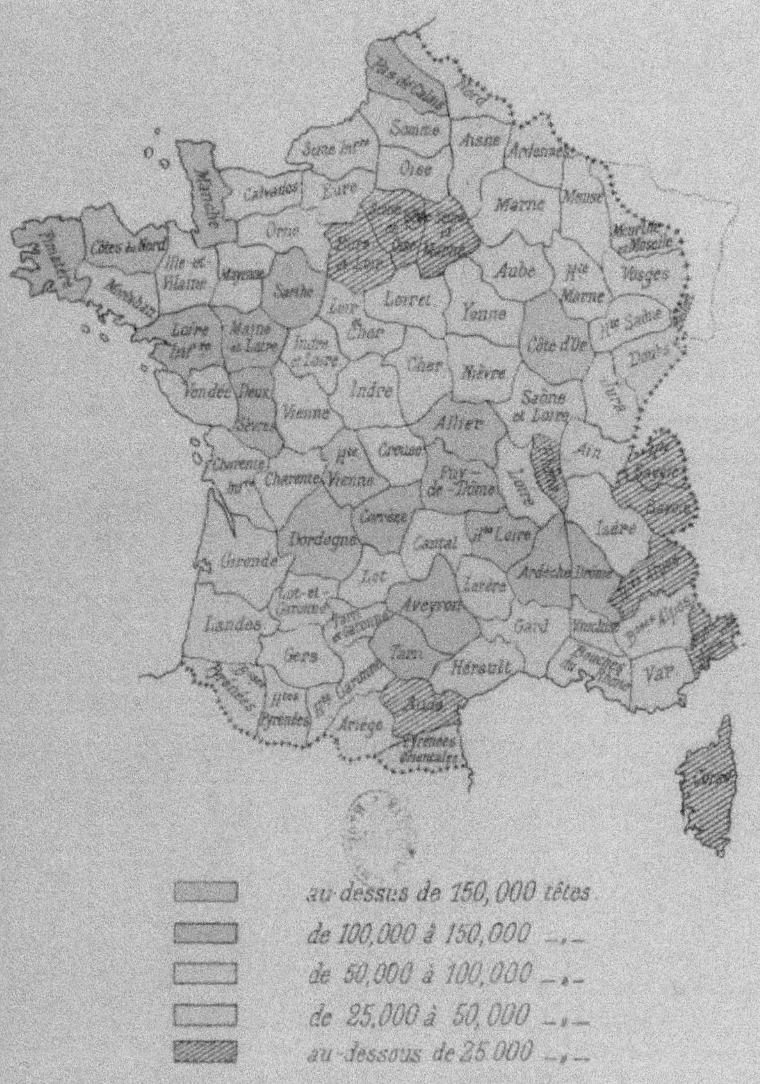

Malgré sa grande production d'animaux de boucherie, la France est un pays importateur, et la quantité de bétail nécessaire pour parfaire aux besoins de la consommation ne fait que s'accroître.

D'un autre côté, les deux Amériques et l'Australie possédant d'immenses troupeaux en liberté, entretenus, pour ainsi dire sans frais, dans des herbages naturels, étaient tout indiquées pour servir à équilibrer sur le continent européen, la production des viandes.

N'est-il pas rationnel, en effet, que les contrées qui regorgent de bétail, expédient ces richesses, sans cela improductives, aux pays qui en sont privés ?

Le transport à de très grandes distances du bétail sur pied n'ayant jamais pu être qu'un expédient temporaire, celui des viandes fraîches était naguère encore considéré comme impraticable, tandis qu'aujourd'hui cette question est résolue dans des conditions remarquables de facilité et d'économie.

Les conserves de viandes préparées suivant le

---

bœufs conservés par les procédés frigorifiques, sans compter une quantité notable de moutons.

Ces sortes d'expéditions augmentent chaque année d'importance et sont dues à une consommation de viande toujours croissante, en même temps qu'à la cherté excessive de la viande fraîche indigène.

procédé Appert ont été importées en quantités considérables; mais ces envois, qui n'étaient pas toujours en rapport avec le goût des consommateurs, parurent insuffisants à l'activité américaine.

Aussi a-t-on cherché à nous expédier la viande en lui conservant autant que possible les caractères qu'elle présente à l'état frais.

Les expéditions les plus importantes ont eu lieu d'abord de New-York à Liverpool. Les bœufs de l'intérieur étaient amenés à New-York par chemin de fer et débarqués près des abattoirs spéciaux. Le principal de ces établissements appartenait à MM. Eastman et C°.

L'abatage y a lieu avec une rapidité et un soin extrêmes, grâce à un matériel parfaitement compris et à un personnel d'ouvriers très habiles. La viande abattue est abandonnée à elle-même pendant trois ou quatre heures pour qu'elle arrive graduellement à la température ambiante. Elle est alors divisée en quartiers, soigneusement enveloppée dans de fortes toiles et descendue, en attendant l'embarquement, dans des magasins où la température est maintenue à : + 4° centigrades.

Lorsque le paquebot est prêt à partir, on y transporte rapidement la viande et on la place dans des chambres refroidies et spécialement disposées pour cet usage.

Lorsqu'un bâtiment quitte l'Amérique, on en
prévient télégraphiquement les agents des expéditeurs en Angleterre, et, pendant que le navire traverse l'Océan, ceux-ci s'occupent du placement
de sa cargaison à son arrivée.

Ce commerce de l'importation des viandes
d'Amérique était alors entre les mains de quelques industriels disposant de gros capitaux et
puisant à une source de produits d'une grande
fécondité (Hervé Mangon).

L'Uruguay et la République Argentine qui, jusque-là n'avaient expédié que leur « tasajo », tentèrent, à l'exemple de leurs frères du Nord, des
envois de viandes conservées ou congelées sur
les marchés anglais. Le succès de ces expéditions
fut gravement compromis par les préjugés qui
existaient à l'égard de ces viandes. Mais dans le
pays d'Outre-Manche, où seul le côté pratique
des choses est en faveur, toute idée préconçue
fut bien vite étouffée, et les arrivages de viandes
congelées devinrent plus nombreux, en raison de
la clientèle spéciale dont ils étaient l'objet. Des
transports de moutons argentins dont la chair était
conservée par le froid, abordèrent les ports anglais.

Là ne se borna point le rôle des industriels placés à la tête de ce mouvement d'importation; avec les moutons congelés et les salaisons de porc, furent expédiés des milliers et des milliers de quartiers de bœuf.

Le Nouveau-Monde ne se contenta bientôt plus de se débarrasser d'énormes quantités de viandes à l'état mort. Il fit ses apports à Londres et à Paris en animaux sur pied; mais, nous le répétons, les expéditions de bétail sur pied sont soumises à trop de risques, pour qu'elles ne puissent être que temporaires.

*
* *

L'importation extra-européenne est aujourd'hui plus que jamais une nécessité engendrée par la pénurie du bétail en France, bien que cependant notre colonie africaine commence à sortir de sa torpeur en envoyant à la métropole un contingent respectable de bœufs et de moutons.

Au début, l'élevage du bétail dans les pays neufs avait été tout à fait primitif, et les animaux de cette provenance étaient de qualité trop médiocre pour satisfaire les exigences des consommateurs européens. Survinrent alors des mécomptes qui disparurent après que des spéculateurs eurent apporté dans ces pays des idées nouvelles et pratiques. Par un système de sélection judicieux et par un mode d'alimentation rationnel, ces éleveurs surent produire des animaux de boucherie qui, sur pied, peuvent supporter la comparaison avec leurs congénères de l'Ancien Continent.

Mais pour diminuer l'importance des frais de transport et surtout les risques de dépérissement ou de mortalité du bétail, les transports frigorifiques devinrent rapidement en faveur, et de puissantes sociétés industrielles se placèrent à la tête de ce mouvement. La cherté toujours croissante de la vie matérielle en Europe ne contribua pas peu au développement des importations d'un aliment indispensable au bien-être qui n'a fait qu'augmenter avec le degré de civilisation.

Aussi, à des prix bien inférieurs à ceux de la viande fraîche, les viandes congelées, en arrivant dans les ports anglais, eurent-elles vite fait, dans une certaine classe de la société, de supplanter les viandes indigènes.

En Angleterre, la consommation de la viande par an et par habitant est d'environ 82 kilogr., quantité bien supérieure à celle d'un individu en France, comme nous le verrons plus loin. Et

cependant peut-on méconnaître les efforts faits
dans notre pays pour accroître le nombre des
animaux de boucherie et pour rehausser leur rendement et leur qualité ?

Malgré tout, les résultats obtenus par les éleveurs français n'ont pas été en rapport avec les
espérances, en raison des guerres, des épizooties,
des disettes de fourrages, etc...., calamités qui,
en paralysant les bonnes volontés, n'en déciment
pas moins la population animale.

C'est pour ces multiples raisons que les importations étrangères sont devenues un mal nécessaire en même temps qu'elles tempèrent les mouvements de hausse dans les cours de la viande
dont le prix est devenu si élevé, qu'il ne serait
bientôt plus accessible qu'à certaines bourses pri-
vilégiées.

Toutefois, afin de ménager les intérêts natio-
naux, il serait possible de distinguer les produits
français des produits exotiques en apposant sur
chacun d'eux, au moment de leur mise en vente,
une marque spéciale. Cette estampille pourrait,
pour les viandes frigorifiées, être appliquée sur
elles lors de leur sortie du bateau. De cette
façon, le consommateur pourrait faire usage, à
bon marché, d'excellente viande, sans préjudice

pour le producteur français. Ce serait un sûr moyen de supprimer les dangers de concurrence plus ou moins loyale et de concilier à la fois un système protectionniste et libre-échangiste.

« Les importations de viandes congelées ne peuvent nuire à notre production nationale dont elles ne sont que l'appoint. Elles augmentent le bien-être, et en développant l'usage de la viande dans la population, créent toute une nouvelle couche de consommateurs. Elles servent donc plus qu'elles ne nuisent à l'élevage indigène : la protection à outrance irait donc contre son but en mettant des entraves à ces importations.

« En Angleterre, où les viandes congelées arrivent en quantités énormes, la production indigène non-seulement n'en souffre pas, mais semble en ressentir les meilleurs effets, puisque d'après les documents anglais le prix de la viande des moutons de pays, malgré le développement qu'a pris l'élevage, a subi une hausse sensible. C'est que le nombre des consommateurs augmente avec l'abondance des produits et que l'ouvrier se nourrit mieux, plus hygiéniquement et à meilleur marché qu'au temps où le mouton était considéré comme une denrée de luxe.

« Aussi, les fermiers qui tirent un bon parti de

leurs produits ne s'effrayent-ils nullement de la concurrence que peuvent leur faire les Australiens, les Zélandais et les Argentins.

« L'industrie du bétail correspond à certaines lois que rien ne peut modifier, et l'abondance ou la rareté sur les marchés n'est presque jamais la conséquence de notre richesse ou de notre pauvreté en animaux de boucherie.

« Cette abondance ou cette pauvreté, dans la majorité des cas, tiennent uniquement à notre pauvreté ou à notre richesse en fourrages. Les prairies annoncent-elles une récolte abondante ? les fermiers conservent leurs bêtes ; les fenils sont-ils vides ? bon gré, mal gré, ils sont obligés de les livrer à la boucherie.

« Ce sont donc les producteurs eux-mêmes qui, sous l'influence des saisons, font la hausse ou la baisse des prix ; ce sont eux qui indirectement provoquent ou ralentissent les importations.

« Peut-être l'industrie privée pourrait-elle parer, à son profit et à celui des producteurs et des consommateurs, à ces baisses de prix qui se produisent périodiquement sur les marchés aux bestiaux. Il suffirait, aujourd'hui que les procédés de congélation ont fait leurs preuves, de mettre en réserve pour les temps de disette les excédents fournis par les moments de trop grande abondance.

. . . .

« La consommation moyenne de viande fraîche en France, non comprises les viandes salées et fumées, peut être évaluée à 36 kilogr. par tête.

« Si l'on tient compte de la moindre exigence des enfants pour leur alimentation, c'est tout au plus si le taux annuel de la ration d'un habitant français adulte peut être élevé à 50 kilogr.

« Or, la ration du soldat en temps de paix a été fixée à 108 kilogr. par an, soit 300 grammes par jour ; en ce qui concerne notre nation, on ne consomme donc, par adulte, que la moitié de la ration militaire d'entretien. Le développement de l'alcoolisme dans nos centres industriels ne paraît pas sans relation avec l'insuffisance de l'alimentation en viande (1).

. . . .

« Sur nos marchés, il n'est en ce moment vendu

---

(1) Au congrès vétérinaire de 1878, MM. Bouley et Nocard s'expriment ainsi :

Faut-il rappeler ces ouvriers des forges du Tarn qui, nourris d'aliments végétaux, perdaient chaque année et par homme quinze journées de travail, et qui, mis au régime de la viande, ne perdaient plus que trois jours par an ?

Et ces ouvriers anglais employés à la construction du chemin de fer Paris à Rouen, qui, nourris de viande rôtie, produisaient un tiers de que la moitié de la quantité de viande qu'il serait désirable de voir consommer par la nation. Le déficit est de 50 kilogr. par tête d'adulte. Soit par l'élevage français, soit par voie d'importation, c'est un total de 1.200 à 1.500 millions de kilogr. de viande qu'il faut souhaiter de voir entrer en supplément sur nos marchés : c'est le double du chiffre actuel de vente.

« Notre agriculture ne saurait de longtemps faire face à un pareil excédent de production : la comparaison des chiffres de recensement de nos animaux de boucherie, à plusieurs époques, montre, du reste, que nous ne saurions d'ici longtemps en doubler le contingent, quels que soient les progrès culturaux réalisés dans l'avenir par nos éleveurs.

« C'est donc à l'importation des viandes étrangères que nous sommes contraints de demander l'excédent de notre consommation sur notre production (2). »

---

travail en plus que les ouvriers français soumis au régime du bouilli, de la soupe et des légumes ?

Faut-il rappeler les forges d'Ivry qui, à leur fondation, furent obligées de faire venir des ouvriers d'Angleterre jusqu'au jour où les ouvriers français, mis au même régime, eurent acquis la même vigueur, la même résistance ?

(2) Encyclopédie chimique. M. Urbain (Tome X).

En tout cas, soit que les importations s'effec-
tuent sous forme d'animaux sur pied, soit qu'elles
aient lieu en viande abattue, la qualité ne devra
rien laisser à désirer, car c'est à cette condition
seulement que le consommateur consentira à recevoir de la viande à bon marché.

Si, en France, la viande de cheval a pris de
l'extension, c'est en raison de son bas prix. Or,
il est certain que si, à bon compte, on peut se
procurer d'excellente viande de bœuf, de mouton
ou de porc, la classe ouvrière trouvera là un sou-
lagement aux privations qu'elle est obligée de
s'imposer, à cause de l'exiguité de ses ressources
pe⋅ rapport à la cherté toujours progressante de
la vie matérielle.

On a parlé beaucoup en ces derniers temps de
l'interdiction d'entrée en France du bétail sur
pied provenant d'Amérique. Par un arrêté en date
du 24 février 1895 (J. O. du 25 février), l'importation des animaux de l'espèce bovine des Etats-
Unis d'Amérique est prohibée jusqu'à ce qu'il en
soit ordonné autrement.

C'est une mesure radicale qui pourrait peut-être
bien déplacer le mal sans le guérir, c'est-à-dire
que si notre bétail indigène se vend plus cher,
les cours du blé s'aviliront davantage, car si le

bas prix du blé a poussé les Américains vers les spéculations bovines, l'Europe peut s'attendre à recevoir en viande sous des formes diverses les 25.000.000 d'hectolitres de blé qui ont été consommés par le bétail.

Il est probable que l'interdiction dont il vient d'être question aura pour résultat de provoquer l'apport de viandes congelées dont certains régiments ont déjà reconnu les avantages, puisque 40 environ d'entre eux en font usage en ce moment.

Que les éleveurs réfléchissent donc et ne s'exposent pas, en voulant trop gagner, à changer « leur cheval borgne pour un aveugle ».

On peut dire d'une manière générale que la situation de l'Europe, considérée dans son ensemble, est à peu près semblable à celle de la France, c'est-à-dire qu'elle ne peut suffire aux besoins de la consommation des divers peuples qui l'habitent.

En Europe, on compte 29 animaux de l'espèce bovine, 54 de l'espèce ovine et 14 de l'espèce porcine pour 1.000 habitants. Tandis que pour ce millier d'habitants on trouve 488 bœufs dans la République Argentine, 2.470 moutons, et dans l'Uruguay : 1.065 bœufs, 4.500 moutons et 22 porcs.

DES
VIANDES DE BOUCHERIE

Conservées par le froid (Viandes Congelées)

ET DE LEUR USAGE DANS L'ARMÉE

CHAPITRE I

Des altérations des viandes de boucherie exposées aux influences atmosphériques

La viande la plus saine peut, sous l'influence de l'air, subir des altérations qui la rendent impropre à l'alimentation et auxquelles on est convenu de donner le nom de *fermentation*.

La fermentation des viandes est due à toute une série de réactions chimiques qui, dans certaines conditions, se produisent au sein des matières organisées. Le résultat de ces réactions est ordinairement un ou plusieurs produits nouveaux constitués aux dépens des éléments en présence et dont la constitution et les propriétés varient suivant les circonstances au milieu desquelles la fermentation s'effectue (Littré et Robin).

La fermentation qui se produit sur les viandes alimentaires s'appelle : *fermentation putride*, *putréfaction*, *pourriture*.

Elle se produit généralement sur les matières animales qui ont cessé de vivre, principalement lorsqu'elles sont placées sous certaines influences favorables à leur désorganisation.

Sous l'action du *vent*, les viandes se dessèchent à leur surface, elles se raffermissent rapidement, noircissent superficiellement et se revêtent ainsi d'une couche protectrice très utile pour leur conservation.

Si le vent est humide, elles acquièrent une consistance molle, se ternissent et deviennent blafardes ; à la coupe, elles conservent l'impression du doigt.

Par les temps de *pluies* et de *brouillards*, on observe sur les viandes les caractères qui précèdent ; de plus, on perçoit souvent le dégagement d'une odeur particulière dite de *relent* qui n'intéresse toutefois que les parties charnues immédiatement en contact avec l'air extérieur

La *chaleur humide* noircit la viande et lui conserve cette mollesse qui lui est spéciale aussitôt après l'abat, avant son ressuage ; les surfaces musculaires se recouvrent, dans ce cas, d'une couche aqueuse ne permettant leur conservation que pendant quelques heures ; dans ces conditions la viande doit être mise en consommation le plus tôt possible.

Exposée au *soleil*, la viande prend une couleur rouge brun, presque noire ; elle se dessèche, perd de son poids par suite de l'eau qui lui est enlevée par évaporation et elle se revêt de l'enveloppe protectrice signalée précédemment.

Les accumulations de graisse sont notablement impressionnées par les rayons solaires qui provoquent une fonte partielle du tissu adipeux, en même temps qu'ils déterminent, avec un certain degré de rancité, des altérations l'intéressant plus ou moins profondément.

Tout le monde connaît les effets rapides et la désorganisation produits sur les viandes par une température orageuse saturée d'électricité.

La décomposition de la viande doit être considérée comme une véritable fermentation engendrée par le concours d'éléments indispensables et au milieu de circonstances spéciales.

Avant les admirables expériences de M. Pasteur sur les ferments, on admettait deux hypothèses pour expliquer la nature, le mode d'action et le développement des agents fermentescibles.

En effet, Berzélius prétendait que le contact du ferment avec une substance organique occasionnait une force spéciale appelée *force catalytique*. Cette théorie n'expliquait rien.

L'école allemande, et à sa tête Liebig, professait que le ferment est un corps en décomposition, animé d'un mouvement moléculaire communiqué aux matières fermentescibles mises en contact avec lui.

La présence de l'oxygène était justement considérée comme indispensable à toute fermentation. Cette hypothèse, dite du *mouvement communiqué*, pouvait, à l'époque, satisfaire les esprits les plus exigeants.

Malgré les divergences d'opinion, on était généralement d'accord sur ce point, qu'aucune fermentation ne pouvait avoir lieu qu'au milieu des circonstances suivantes : présence d'un agent fermentescible, avec une température modérée et autant que possible chargée d'humidité, existence d'un ferment mis en contact avec l'air extérieur ou l'oxygène.

La théorie de Liebig rencontra des adversaires

parmi lesquels Cagnard de Latour, qui émit l'idée de la *vitalité des ferments*; à la tête de ce mouvement scientifique vint se placer M. Pasteur qui, à la suite de nombreuses expériences, découvrit dans le ferment les éléments de l'organisation; dès cette époque (1858), on admit que les ferments étaient des êtres vivants et que des germes d'organismes microscopiques pullulaient dans l'atmosphère, les eaux et à la surface de tous les objets.

Davaine, grâce à ses travaux, fit faire un grand pas à cette théorie.

D'après M. Pasteur, la putréfaction est une fermentation analogue, dans sa nature, aux autres fermentations, c'est-à-dire qu'elle est corrélative au développement dans les substances putrescibles d'organismes vivants, microscopiques, dont les uns : *vibrions,* développés dans la profondeur, décomposent les matières albuminoïdes dont ils s'assimilent une partie et mettent l'autre en liberté sous forme de gaz putrides; tandis que les autres : *mucédinées* et *bactéries*, développés à la surface, s'emparent de l'oxygène et achèvent la putréfaction (1).

En même temps que se corrompent les subs-

____

(1) MM. Villain et Bascou, Manuel de l'Inspecteur des viandes, 1890.

tances animales, il se produit des alcaloïdes, appelés *ptomaïnes*, d'une grande toxicité sur l'organisme de l'homme.

Le vibrion de la putréfaction ou *vibrion septique* est un organisme exclusivement anaérobie, c'est-à-dire ne se développant qu'à l'abri de l'air, il est tué par le contact de l'oxygène, il vit et se multiplie rapidement dans le vide parfait, de même qu'en présence de l'acide carbonique pur.

Mais, objectera-t-on, si l'oxygène détruit le vibrion septique, comment la putréfaction dont il est l'agent, peut-elle se produire puisque l'air est partout répandu?

Ce fait trouve son explication, si l'on tient compte que ce qui vient d'être dit ne s'applique qu'au vibrion adulte et qu'il n'en est plus de même quand les vibrions se sont transformés dans leurs germes en corpuscules brillants. Les vibrions adultes seuls disparaissent, se brûlent et perdent leur virulence au contact de l'air, tandis que les corpuscules germes se conservent toujours prêts à accomplir leur œuvre de destruction.

« Que l'on prenne, dit M. Pasteur, de la sérosité abdominale à vibrions septiques, tous ceux-ci en voie de génération par scission, et qu'on ex-

pose ce liquide au contact de l'air, avec la seule
précaution, toutefois, de lui donner une certaine
épaisseur, ne fût-ce que de un centimètre : en
quelques heures, voici l'étrange phénomène auquel on assiste : Dans les couches supérieures,
l'oxygène est absorbé, ce que manifeste le changement de couleur du liquide. Là, le vibrion
meurt et disparaît. Dans les couches profondes,
au contraire, au fond de ce centimètre d'épaisseur du liquide septique, les vibrions protégés
contre l'action de l'oxygène par leurs frères qui
périssent au-dessus d'eux, continuent de se mul-
tiplier par scission, puis peu à peu, ils passent à
l'état de corpuscules germes, avec résorption du
restant du corps du vibrion filiforme. Alors, à la
place des fils mourants de toutes dimensions
linéaires, dont la longueur dépasse souvent le
champ du microscope, on ne voit plus qu'une
poussière de points brillants isolés ou enveloppés
d'une gangue amorphe à peine visible.

« Voilà formée la poussière septique et on peut
dès lors comprendre l'ensemencement des liquides
et des tissus putrescibles par les poussières de
l'atmosphère. »

S'il est épouvantable de penser que la vie
puisse être à la merci de l'existence d'êtres si in-

finiment petits, il est du moins rassurant de savoir que la science n'est pas impuissante pour combattre et vaincre souvent de tels ennemis.

Comme complément à ce qui vient d'être exposé, il nous paraît utile, pour bien faire saisir les phénomènes de la putréfaction dans les viandes, de relater une remarquable expérience faite par M. Pasteur qui la résume en ces termes :

« Si l'on prend un morceau de chair d'un poids quelconque, — pour fixer les idées, ce sera un gigot de mouton volumineux — et qu'après l'avoir rapidement flambé sur tous les points de sa surface extérieure, on plonge dans l'épaisseur du tissu la lame d'un bistouri également flambée ; que dans la fente ainsi pratiquée on laisse tomber quelques gouttes d'une eau commune ou qu'on y insère une petite bourre de coton qui aura été exposée au courant d'air de la rue, puis qu'on recouvre le gigot d'une grande cloche de verre ; qu'enfin on fasse la même expérience *à blanc*, c'est-à-dire avec une même masse de chair flambée et quelques gouttes d'eau parfaitement privée de germes vivants, condition facile à réaliser en portant préalablement une eau quelconque à la température de 110° à 120°.

« Si l'on considère que la chair musculaire absorbe facilement l'oxygène en dégageant un volume à peu près égal d'acide carbonique, on comprendra aisément que les gouttes d'eau se trouvent comme ensemencées à l'abri de l'air atmosphérique en présence d'un milieu de culture favorable au développement de certains germes.

« D'ailleurs, il est facile de remplir les cloches qui recouvrent la chair de gaz acide carbonique pur. Voici ce que l'on constate : en un jour ou deux au plus, à une température comprise entre + 30 ou 40°, le gigot à eau pure ne montre d'organisme microscopique dans aucune de ses parties ; au contraire, celui à eau commune, alors même qu'il n'aurait reçu qu'une goutte d'eau de Seine, à plus forte raison une goutte d'eau d'égoût, contient en chaque point de sa masse et jusque dans tous les points de sa périphérie des vibrions anaérobies plus ou moins rapides dans leurs mouvements et dans leur propagation.

« La chair, dans ces conditions, devient verdâtre à sa surface, gonflée de gaz, et s'écrase facilement en donnant une bouillie sanieuse. »

*
* *

Si, comme il a été dit plus haut, les germes de la putréfaction n'ont plus d'action nocive après que le milieu où ils se trouvent a été soumis à une température de 110 à 120°, il est aussi possible d'arrêter leur développement et d'éviter la putridité des substances organiques en les soumettant à l'action du froid.

Une température de 0 à + 3° assure la conservation momentanée des viandes et celle de : — 15 à — 25° permet leur conservation en détruisant les vibrions qui pullulent à leur surface.

C'est précisément à cause de cette propriété du froid qu'il nous a semblé nécessaire d'entrer dans quelques détails au sujet de la fermentation putride, de sa genèse et de ses effets.

Outre les altérations qui ont été sommairement indiquées et qui peuvent se produire sur les viandes exposées à l'air, il faut citer celles que détermine l'existence des mouches pendant les fortes chaleurs.

Les accidents occasionnés par ces insectes ne sont plus à craindre, pendant un certain temps du moins, lorsqu'il s'agit de viandes ayant subi l'action de la congélation. En effet, les mouches ne déposent leurs œufs que sur des matières ayant la température extérieure et offrant après l'éclosion de ces œufs tous les éléments susceptibles de procurer un aliment aux êtres naissants.

CHAPITRE II

**Procédés de conservation des viandes par le froid;
— Caractères physiques des viandes congelées;
— Leur décongélation; — Leur comestibilité.**

§ 1ᵉʳ

Dès la plus haute antiquité, l'homme s'est appliqué par des moyens plus ou moins primitifs à conserver les réserves d'aliments qu'il était souvent obligé d'emmagasiner.

Suivant Homère et Hésiode, la conservation des viandes par le sel marin était usuelle, mais les peuples utilisèrent tout d'abord les moyens fournis par la nature.

D'après M. C. Husson, c'est ce qui se faisait déjà du temps d'Hérodote en Egypte, où la siccité de l'air et la chaleur du climat agissent de telle manière sur les viandes, qu'étant exposées, même en été, au vent du nord, elles ne se putréfient point, mais se dessèchent et se durcissent comme du bois.

Les Tartares et les Mexicains, depuis des siècles, font dessécher leurs viandes pour les garantir, les premiers des effets de la gelée, les seconds de ceux de la chaleur. Dans une partie de la Tartarie, cette dessiccation est poussée si loin qu'on réduit aisément les viandes en poudre.

La dessiccation de la viande est surtout employée dans l'Amérique du Sud, dans le Paraguay, l'Uruguay, pour préparer des produits appelés *carne seca* et *tasajo*.

La *carne seca* ou *carne dulce* se conserve, paraît-il, pendant un ou deux mois et fournit un rôti dur et de peu de goût. Cuite à l'eau avec des légumes, elle fournit un bouillon assez agréable, mais elle n'a conservé ni goût, ni odeur.

Le *tasajo* ou *charque* se fabrique dans de vastes établissements appelés *saladeros*. C'est de la viande salée, séchée et pressée (1).

Bien que modernes, les préparations que l'on désigne sous le nom de conserves alimentaires ont été l'objet de nombreuses applications. Les salaisons, le boucanage (viandes fumées), les marinades sont d'un usage courant pour la conservation des viandes. Dans le même but, on em-

---

(1) C. Husson (de Toul). L'Alimentation animale, 1881.

ploie aussi, dans l'industrie, des substances antiseptiques, telles que l'acétate de soude, les acides sulfureux, phénique, salicylique et borique, le borax et l'oxyde de carbone, etc.

Mais, si toutes ces conserves peuvent être utilisées, toutes aussi présentent des inconvénients qu'on a cherché à supprimer en expédiant de la viande à l'état frais en la conservant par le froid.

Tout le monde se rappelle la découverte faite en 1804, en Sibérie, du corps d'un éléphant entouré de glace et dans un état de conservation si parfait, qu'il servit d'aliment aux chiens de cette contrée. Ce fait et d'autres de même nature ne manquèrent pas d'attirer l'attention de l'industrie et du commerce.

La curieuse expérience de Boussingault entraîna l'entreprise de sérieux essais pour conserver les substances animales par le froid. Le savant chimiste remplit avec du bouillon de bœuf des flacons qu'il plongea ensuite dans un mélange réfrigérant à : — 20°, et l'influence du froid fut exercée pendant plusieurs heures. Ce bouillon d'expérience conserva pendant plus de huit années ses propriétés et ne présenta, après ce laps de temps, aucun signe d'altération.

Étant démontré que la décomposition des

viandes ne se produit le plus généralement qu'entre : 0° et + 120°, on chercha dans l'application de la chaleur et du froid les moyens capables d'empêcher la putréfaction des produits devant servir à l'alimentation.

Le traitement des viandes par le froid a pour but, tout en conservant la chair pendant une durée plus ou moins longue, de laisser subsister les caractères qui lui sont propres à l'état frais, ainsi que ses propriétés alibiles.

Pour obtenir la glace, qui ne se produit pas naturellement dans les pays chauds, on a dû s'inspirer des procédés indiqués par la physique pour arriver à congeler l'eau d'une façon artificielle.

A cet effet, il existe deux moyens : *les mélanges réfrigérants et l'évaporation de l'eau dans le vide.*

Dans le premier groupe, les matières employées sont très variables, et tout le monde connaît la glacière des familles (Leslie), disposée de manière à contenir un mélange de sulfate de soude et d'acide chlorhydrique, et capable de produire la glace presque instantanément.

N'étant utilisable que dans une très faible limite, il est inutile de s'arrêter à ce procédé.

Dans le deuxième groupe, le système de l'évaporation de l'eau dans le vide fut employé pour la première fois en 1857 aux Etats-Unis, sur les bords de la Cuyoga. L'application de ce procédé permit de produire du même coup une tonne de glace, et l'appareil capable de fournir ainsi artificiellement la glace fut importé à la même époque à Paris, par M. Harrisson, ancien membre du Conseil législatif de Victoria (Australie).

Encore en 1857, M. Oscar Commettant donnait une très curieuse description d'un établissement situé aux Etats-Unis, aux environs de la ville de Brooklyn (1), et où l'on était parvenu à maintenir en plein été, différentes salles d'atelier à la température de la glace.

Pendant la saison chaude, en effet, pour ne pas s'exposer à des pertes considérables, il était nécessaire, afin de conserver les matières organiques, de les abriter dans des locaux dont la température ne devait pas être supérieure à 0°. On s'appliqua donc à trouver un moyen capable d'arriver à ce résultat.

Pour cela, on utilisa un système de ventilation

---

(1) L'usine en question était destinée aux abats et au dépècement d'une centaine de porcs par jour.

mécanique qui, au lieu de distribuer de l'air chaud comme les calorifères d'appartement, envoyait de l'air à la température de la glace, en se basant sur cette donnée que, pour les calorifères, la source de chaleur se trouve à la partie inférieure des bâtiments et que, pour les frigorifères, vu la densité de l'air froid, la source d'air glacial doit exister à la partie supérieure.

On établit donc une vaste glacière au faîte des constructions; les tuyaux d'air étaient constamment noyés dans la glace et garantis de la chaleur extérieure. Favorisé par l'excès de son poids, l'air froid descendait successivement dans les différentes pièces de l'établissement et y maintenait la température de la glace. Ces ingénieuses dispositions sont l'œuvre de deux inventeurs américains : les frères Lockitt.

Le système réfrigérant de M. Harrisson n'ayant pas eu, pour des raisons commerciales, sans doute, beaucoup de succès dans ses applications, fut simplifié en 1860 par un très habile expérimentateur, M. F. Carré, qui se servit du froid engendré par le changement d'état physique de l'éther, passant de l'état liquide à l'état gazeux.

En 1862, M. F. Carré, sachant que de tous les corps aucun ne demande une plus grande proportion de calorique que le gaz ammoniac liquéfié pour repasser à l'état gazeux, institua par ce principe une nouvelle méthode réfrigérante, utilisant l'affinité de ces gaz pour l'eau, et la facilité extrême avec laquelle on peut chasser l'ammoniac de l'eau qui le tient en dissolution.

Ce nouveau procédé de production continue du froid trouva dans l'industrie de nombreuses applications; aujourd'hui il a subi des améliorations, et il est appliqué par la maison Rouart frères et Imbert. Deux de ces machines à affinité existent à l'usine alimentaire de Billancourt.

En 1867, M. Ed. Carré réalisa pratiquement l'expérience de Leslie, en congelant l'eau par évaporation et en faisant ensuite absorber les vapeurs par un corps avide d'eau, tel que l'acide sulfurique ou le chlorure de calcium.

M. Paul Giffard inaugura, en 1873, une machine à air basée sur ce principe que « si on comprime une masse d'air, cet air s'échauffe; si on le ramène à la température ambiante à l'aide d'un courant d'eau, par exemple, puis qu'on le laisse se dilater librement, cet air se refroidira d'une quantité proportionnelle au travail de détente, et c'est ce froid qui est destiné à être utilisé. »

Le principe de l'appareil Giffard est appliqué

dans la machine de Hall, employée sur un grand nombre de navires transporteurs de viandes congelées.

En 1874, M. Tellier présenta un système réfrigérant qui fut l'objet d'un rapport devant l'Académie des Sciences : ici l'agent producteur du froid est l'éther méthylique (résultat de l'action à 126° de l'acide sulfurique sur l'esprit de bois ou alcool méthylique).

Le procédé de M. Tellier fut le premier qui posséda une réelle valeur au point de vue de la congélation des viandes, et on l'utilisa à cet effet dans une usine établie à Auteuil.

Plus tard furent construites, par M. R. Pictet, des machines reposant, dans leurs applications, sur l'usage comme liquide volatil de l'acide sulfureux anhydre.

Dans les machines Fixary et Linde, on utilise le gaz ammoniac anhydre.

M. Vincent employa, pour engendrer le froid, le chlorure de méthyle.

En 1891, en vue de conserver les viandes à l'état frais, un chimiste de Bordeaux eut l'idée de distiller en vase clos du charbon de bois, afin de produire un carbure d'hydrogène dont la propriété est d'empêcher la fermentation putride.

Par ce procédé, l'auteur pensait pouvoir conserver de 3 à 6 mois des viandes qui, par leur aspect et leur degré de comestibilité, ne devaient pas différer de celles provenant d'animaux récemment abattus ; les expériences faites à ce sujet ont prouvé qu'il n'en était rien.

**

Un grand nombre de systèmes réfrigérants ont été l'objet d'études et d'expériences, mais tous reposent sur les trois principes suivants :

1° *L'absorption* (dissolution ammoniacale). — E. Carré, Rouart frères, Imbert, Pontifex et Wood ;

2° *Le passage des liquides à l'état gazeux.* — Machines a éther (F. Carré) ; à éther méthylique (Tellier) ; à acide sulfureux (Pictet) ; à gaz ammoniac liquéfié (Fixary, Linde, Osenbrück, Mertz, Kilbourn, Lavergne, Puplett, Wood et Richemond) ; au chlorure de méthyle (Vincent) ; à acide carbonique (Windhausen, Stern, Holl).

3° *La compression et la détente de l'air.* — Giffard, Bell et Coleman, Hall.

De nombreux ingénieurs, constructeurs et industriels, se basant sur ces trois principes, expé-

rimentèrent avec des machines de leur invention;
mais à l'heure présente, il est reconnu que l'avenir est assuré aux procédés qui reposent sur la
production du froid au moyen de liquides incon-
gelables et de la détente de gaz liquéfiés.

* *

Sans nous étendre sur la construction et le
fonctionnement des différentes machines actuellement en usage, ce qui serait en dehors de notre
ressort et de nos connaissances, qu'il nous suffise
de dire que le procédé « Tellier » a été le point
de départ véritablement pratique de la production du froid pour la conservation des viandes.

En effet, il résulte des expériences faites à
Auteuil par la commission de l'Académie des
Sciences et du compte-rendu de H. Bouley, ins-
pecteur-général des Écoles vétérinaires, rappor-
teur, que les viandes introduites dans les chambres froides s'y sont maintenues sans aucun signe
de putréfaction; qu'emmagasinées dans ces
mêmes locaux avec un début d'altération putride,
le froid a aussitôt arrêté cet état.

Après un certain nombre de jours dans la
chambre frigorifique, la viande acquiert une coloration plus foncée, qui n'est que superficielle; dès

que cette mince couche est enlevée, la chair apparaît avec une belle couleur rouge vif.

De même que les parties charnues, les graisses se dessèchent et se conservent parfaitement sans déceler aucune odeur.

Les viandes soumises à l'action des agents réfrigérants diminuent de poids en raison de l'évaporation d'une grande partie de l'eau qu'elles contiennent; cette perte de poids peut être évaluée à 6 o/o.

Ce qui contribue à la conservation des viandes exposées à l'influence du froid, c'est la dessiccation qui se produit à leur surface, et la durée de cette conservation des substances animales est indéfinie quant à leur putrescibilité, pourvu, toutefois, que la viande emmagasinée ne subisse pas de variations de température. C'est avant 6 à 8 mois que les viandes congelées, en ce qui concerne leur comestibilité, doivent autant que possible, être mises en consommation.

∗

M. Tellier, avec son appareil, est arrivé à produire une atmosphère *sèche* et *froide*, conditions essentielles, comme nous le verrons plus loin, pour maintenir intactes les viandes destinées à être congelées.

C'est en 1876-1877 que la première expérience sérieuse de transport des viandes congelées fut exécutée par le navire le " Frigorifique ", d'après le système Tellier, inauguré à Auteuil.

Le 1er juin 1877, jour de départ du "Frigorifique" de la rade de Buenos-Ayres, le *Courrier de la Plata* publiait un long article sur la curieuse installation des couches de 1/2 bœufs séparées par des lits de moutons, dans les flancs du navire, qui contenait 50.000 kilogr. de viande fraîche. La moitié de cette quantité de viande avait été offerte par la province. — Le 9 juin, on touchait à Bahia, le chargement était dans un parfait état de conservation.

Le 21 juin, à l'escale de Dakar, on croisait l'escadre de l'Altantique du Sud, commandée par le contre-amiral Adam. M. Serval, chef d'Etat-Major de la division navale, après une visite et un dîner à bord du " Frigorifique ", écrivait au commandant de ce navire au nom de l'amiral : « Non seulement j'ai trouvé votre bœuf irréprochable, mais, privé de viande depuis deux mois, que j'ai quitté Brest, je me suis cru un instant en France, tant son goût, absolument parfait, m'a rappelé ce que j'avais mangé de meilleur ».

Le chirurgien de la " Thémis ", à son tour,

après un examen minutieux, déclarait cette viande bouillie et rôtie, aussi bonne que la fraîche. La cargaison avait à cette date 41 jours de mer.

Le " Frigorifique ", arrivé au Hâvre au commencement de juillet, s'arrêta en face des docks de Rouen le 11 de ce mois ; son chargement a été mis en vente à Paris et les consommateurs se sont accordés pour trouver excellente la viande ainsi conservée.

L'expérience avait donc prononcé en faveur de cette entreprise intéressante. Quant à la valeur de l'essai du " Frigorifique ", considérée comme entreprise commerciale, il est inutile de la discuter ici, mais à d'autres points de vue, cet essai est digne d'intérêt. Si on y voit une expérience de physique, il est difficile d'en trouver de plus ingénieuse et de plus complètement probante ; comme œuvre tendant à procurer de la viande à bon marché, nul ne pouvait hésiter à la saluer de ses vœux philanthropiques.

Le 13 août 1877, le " Paraguay ", construit en Angleterre et acheté par des notabilités financières de Marseille, tenta l'importation et la conservation des viandes d'Amérique au moyen des appareils réfrigérants du système F. Carré.

Ce navire avait, dans la Plata, opéré son chargement avec des moutons de ce pays et quelques quartiers de bœuf. Revenant en France, il fut surpris par le mauvais temps qui, lui occasionnant des avaries graves, le força de relâcher aux îles du Cap-Vert, afin de se faire réparer ; cette relâche dura près de deux mois, et quand le bateau aborda au Hâvre, il y avait plus de trois mois qu'il avait quitté la Plata.

En sa qualité de membre du Conseil d'hygiène publique et de salubrité de l'arrondissement du Hâvre, M. A. Lagarde fut requis pour assister aux opérations qu'allait amener l'ouverture des panneaux du " Paraguay ", et il s'exprime ainsi qu'il suit dans le *Journal d'Hygiène* :

« Après avoir, le 8 mai 1878, assisté à l'ouverture de plusieurs panneaux du steamer le " Paraguay " qui contenaient quelques quartiers de bœuf et principalement des moutons entiers, nous avons constaté la congélation parfaite de ces sortes de viandes.

Un de ces moutons entiers fut mis à notre disposition dans la journée du 9, et transporté dans le caveau appartenant à l'un de nous, où nous avons pu procéder à un premier essai.

Le lendemain, 10 du même mois, ce mouton suspendu à l'air frais, à l'abri du soleil, présentait à l'intérieur une température de 10°, la température de l'air extérieur étant à 16° ; la chair était molle et le suc de la viande s'en séparait sous la moindre pression. Il n'exalait aucune odeur étrangère ; un morceau de filet mangé le soir a été trouvé tendre et excellent au goût.

Le 11, malgré un orage assez violent dans la nuit et une température extérieure assez élevée, l'aspect de la viande était très satisfaisant. La graisse ne dégageait aucune odeur. Débitée devant nous, la viande ne faisait découvrir aucune altération. Plusieurs personnes en mangèrent et la trouvèrent excellente.

Le 12, aucune altération n'est constatée. La saveur après cuisson reste toujours parfaite. Soumises à l'action du microscope, les cellules étaient intactes, pour la plus grande partie.

Le 13, après 96 heures depuis le premier examen, une légère odeur commence à se produire. Un des gigots mangé est cependant trouvé parfait.

Le 14, la viande est trop avancée pour être vendue.

Un deuxième essai fut fait sur un autre mouton qui nous fut livré le samedi 18 mai. On le suspendit au même endroit que le premier, en le laissant enveloppé d'une toile.

Après 54 heures, le lundi 20 mai, le mouton est séparé en deux. On en débite la moitié. L'aspect de la chair ne laisse rien à désirer ; elle est ferme, ne donne lieu qu'à un léger suintement ; aucune odeur ne s'en dégage. Cuite, elle est excellente à la dégustation.

Le mardi 21, même aspect, même saveur.

Le mercredi 22, une des moitiés conservée dans une cave obscure commence à contracter une odeur de moisi. Aucune sensation particulière ne se fait sentir en en mangeant la chair, qui est trouvée excellente. L'autre moitié, exposée dans un courant d'air et dans un lieu éclairé, ne participe pas à la même odeur, la chair en est également parfaite au goût.

Le jeudi 23, une certaine odeur est perçue sur l'une et l'autre moitié et cependant l'apparence de la chair est satisfaisante ; à la coction, elle ne présente aucun goût particulier.

Le vendredi 24, cette odeur de commencement d'altération est assez forte pour que la viande cesse d'être recherchée ; néanmoins, aucune putréfaction n'existe encore.

Le 26, les progrès de l'altération de la viande sont encore augmentés et ne permettent plus de la livrer à la consommation.

De ce double examen fait sur deux bêtes différentes, à quelques jours de distance, nous inférons que la viande congelée par les procédés employés sur le navire le " Paraguay" est parfaitement conservée ; que l'action du passage à une température plus élevée ne lui fait subir aucune altération, qu'elle est parfaite au goût, et que débitée, elle se conserve tout autant que la viande sortie de nos abattoirs (1).

Il est excessivement remarquable que cette viande glacée par le procédé employé, conserve tout son parfum, tandis que celle conservée dans nos glacières perd rapidement sa sapidité.

La viande congelée conserve toute sa saveur, est tout aussi nourrissante que la viande fraîche et ne peut donner lieu à aucun phénomène de digestion difficile » (2).

Les diverses entreprises dont il vient d'être question ne durent leur insuccès *commercial* qu'aux

---

(1) N. de l'A. — Il est absolument prouvé que les viandes fraîches, surtout celles de mouton, se conservent bien moins longtemps à l'étal du boucher que les viandes congelées après leur sortie des chambres froides.

(2) C. Husson, loco citato.

préjugés du public et au discrédit jeté, par des personnes intéressées, sur les viandes congelées.

Contrairement à ce qui survint en France, eurent lieu en Angleterre des importations considérables de viandes américaines conservées par les divers procédés de réfrigération.

Il est bon de faire remarquer que sur les marchés anglais la viande n'est soumise qu'à un droit de statistique et d'inspection de fr. 0,008 par kilogramme, tandis qu'à Paris ces frais sont 50 fois plus élevés. Ce fait explique pourquoi la viande est moins chère à Londres qu'à Paris.

Une des dépendances les plus intéressantes du marché de bétail de Deptford est, sans contredit, constituée par des chambres réfrigérantes qui, en 1889, pouvaient contenir 250 bœufs à la fois, mais qui sont bien plus vastes aujourd'hui.

Pour répondre aux exigences de la boucherie française, M. Sansinena, français, d'origine basque, chercha le moyen de conserver à la viande, après dégel, son aspect primitif.

L'établissement dit *La Négra*, fondé à Barracas par MM. S.-G. Sansinena & Cie, pour la conservation des viandes par le froid, occupe, à deux kilomètres de Buenos-Ayres, sur les bords du Riachuelo, une superficie de plus de six hectares.

Cet établissement comprend de vastes bâtiments affectés aux abattoirs, à des échaudoirs, à une fonderie de suif, à une fabrique d'oléo-margarine, à des magasins pour les peaux et les laines et enfin à des chambres de congélation pouvant contenir un stock de plus de 200.000 moutons congelés. Les animaux, amenés par petites journées des centres d'élevage, sont parqués dans de vastes herbages aux portes de Buenos-Ayres, où ils attendent le moment de l'abatage. A leur entrée aux abattoirs, ils sont soumis à un premier examen du vétérinaire municipal, puis ils sont immédiatement abattus, saignés, et passent aux chambres froides, où ils subissent une congélation méthodique.

L'abatage pour l'exportation est de 3.000 moutons par jour et de 700 à 800 pour la consommation locale.

L'air froid devant servir à la congélation était, au début, produit par cinq grandes machines de Hall, fournissant chacune à l'heure 1.982 mètres cubes d'air sec et froid. Ces machines sont actuellement remplacées par deux autres à ammoniaque, système Lavergne.

La chambre frigorifique est divisée en deux chambres séparées par un couloir central. L'air froid arrive à la partie supérieure d'une de ces chambres et la maintient à une température très basse ; le couloir et l'autre chambre sont à une température plus élevée.

Dans la machine de Hall, qui sert à la production du froid, on comprime l'air à 4 ou 5 atmosphères, puis on le refroidit en lui faisant traverser un faisceau de tubes de faible diamètre, plongés dans l'eau froide. L'air comprimé et froid est rapidement distendu et sa température s'abaisse considérablement. C'est cet air qui est envoyé dans les chambres de congélation. A sa sortie de la machine, dans la chambre de détente, il marque de : — 45° à — 60°.

La viande abattue et saignée est portée dans la chambre la moins froide, et en un ou deux jours elle est bien refroidie ; peu à peu elle perd son odeur et devient dure. On la suspend alors dans la chambre la plus froide, où elle se congèle complètement. Quand on a obtenu une congélation que l'on juge suffisante, on met chaque mouton ou quartier de viande dans un grossier fourreau de toile, appelé *chemise* (1).

---

(1) La valeur de ces chemises est d'environ 0,15. Les moutons qui en sont revêtus sont empilés dans une chambre de conservation de manière qu'ils tiennent le moins de place possible.

Deux vapeurs, munis chacun d'une petite machine Hall n° 5, donnant 198 mètres cubes d'air froid à l'heure, amènent les animaux congelés de l'usine aux steamers qui font le service de l'Europe.

Quinze steamers avec chambres froides font le transport des viandes destinées à l'Ancien Continent.

Ce sont les « Chargeurs Réunis » qui font le service pour la France; trois de ces navires font par an 12 chargements de 12.000 moutons, soit 144.000 moutons ou 3.500.000 kilogr. de viande.

En arrivant en Europe, les viandes congelées passent directement des chambres froides des navires dans celles des dépôts frigorifiques. A ce moment, elles subissent un autre examen du vétérinaire qui, joint à celui pratiqué au moment de l'abatage, donne toute sécurité à la consommation.

En France, le dépôt du Hâvre (bassin Bellot) est aménagé pour 25.000 moutons, celui de Dunkerque pour 5.000 et celui de Paris pour 1.000. Un autre dépôt à Pantin est disposé pour recevoir 6.000 moutons.

En 1888, les envois de la maison de Buenos-Ayres ont dépassé 360.000 moutons; en 1894, ils ont été de 900.000, et en 1895, ils semblent devoir atteindre 1.200.000.

Les viandes sont, au fur et à mesure des besoins de la consommation, extraites des magasins et décongelées.

Le capital social engagé dans l'entreprise Sansinena est de 12.000.000 fr. » (1)

Des entrepôts de viandes congelées ont été organisés à Carouge, Lausanne, Vevey, Montreux et à Genève, où les frais de construction et d'exploitation de ce genre d'industrie sont couverts par des amortissements payés par les bouchers de la ville. Cette installation n'a donné que d'excellents résultats.

.·.

Dans un rapport très judicieusement exposé, M. Deligny résumait en 1889, devant la commission de ravitaillement du Conseil municipal de Paris, les notions jusque-là acquises sur la question des viandes congelées :

« La consommation journalière des viandes à Paris et dans le camp est estimée, en cas de siège, à 620.000 kilogr. environ, y compris les besoins de la garnison.

---

(1) 1891. Rapport du jury international de l'exposition universelle de 1889 (les chiffres concernant les importations ont été mis à jour jusqu'en 1895.

Les ressources permanentes d'animaux à l'élevage dans les départements qui nous entourent sont extrêmement considérables ; elles sont constamment recensées, et leur mobilisation toujours préparée s'effectuerait avec la plus grande exactitude. L'immense troupeau arriverait en temps utile dans le camp.

Le meilleur usage à en faire est une question d'économie et de bonne administration.

Il apparaît tout d'abord que les animaux éloignés de leur lieu d'élevage éprouvent un rapide et notable dépérissement. Il est non moins évident que leur nourriture sera toujours relativement onéreuse, et enfin qu'ils seront exposés aux épizooties causées et aggravées par les grands rassemblements.

Il y aura donc un incontestable avantage à abattre le troupeau au fur et à mesure de son arrivée, si l'on a les moyens de conserver la viande abattue.

Il faut d'abord que ces moyens soient efficaces ; il faut aussi qu'ils n'amènent pas une dépréciation de la valeur commerciale ordinaire de la viande et ne rendent pas difficile ou impossible son utilisation et sa vente, si les évènements faisaient renoncer au maintien des approvisionnements de ravitaillement.

Or, les salaisons et les conserves de viandes de boucherie qui, dans d'autres pays, sont de consommation courante, ne sont pas acceptées chez nous en dehors des populations maritimes embarquées.

Il faudrait donc, à tout prix, conserver sur pied le troupeau de ravitaillement tout entier si, en dehors des fabrications de conserves ordinaires, une application récente de la science à l'industrie ne nous donnait pas un moyen certain de conservation des viandes sans altération de leur valeur commerciale.

Ce moyen, c'est l'application du froid qui est aujourd'hui entrée dans la pratique et dont les résultats entièrement probants sont confirmés par des opérations de commerce régulières et d'une importance colossale.

Nous avons pu étudier sur place, non pas des essais, mais des applications pratiques de plusieurs années, progressivement perfectionnées, de procédés de conservation des viandes de boucherie, dans les conditions de service ordinaire courant.

Nous avons pu, d'un autre côté, constater les résultats décisifs de l'application du froid pour les transports de viande très lointains et pour des conservations à longs termes. Ces résultats ne sont plus ceux de simples expériences, ce sont ceux d'opérations commerciales portant chaque mois sur des millions de kilogrammes de viande et qui ont fait des pâturages australiens et des pampas de la Plata les pourvoyeurs de viande de la vieille Europe.

L'air doit être le seul véhicule du froid appliqué aux viandes. Le contact de la glace avec les viandes leur apporte en fondant une humidité qui leur est nuisible et qu'il faut absolument éviter.

L'air froid doit arriver absolument sec au contact des viandes, de façon qu'il tende à les dessécher et jamais ne leur apporte d'humidité. La température de l'air doit varier suivant qu'il s'agit de conserver des viandes en service ordinaire dans un entrepôt où elles ne font qu'un séjour de courte durée, après un déplacement restreint, et ne sortent que pour être livrées immédiatement à la consommation, ou suivant que les viandes sont destinées à une longue conservation avec ou sans déplacement lointain. C'est ce que nous appelons la conservation en service extraordinaire.

Les conditions de conservation des viandes dans

l'un ou l'autre service sont différentes; nous examinerons d'abord celles qui concernent le service ordinaire.

L'abaissement de la température entre : $0°$ et $+ 5°$, lorsque cet abaissement a été obtenu pour toute la pièce de viande, avant l'entrée en action des germes de putréfaction, assure la conservation et empêche l'action de ces germes.

Quand une viande a été portée dans l'entrepôt frigorifique quatre à cinq heures après l'abatage et le dépeçage de l'animal et qu'elle a été rapidement et totalement ramenée à la température de 0 à $+ 3°$, elle peut être conservée sans entrer en putréfaction dans l'entrepôt. Avec le temps, le renouvellement incessant de l'air sec desséchera peu à peu cette viande, elle se boucanera, prendra un goût de vieux. Elle sera dépréciée, mais restera comestible, sans danger pour la santé.

Pour que ce résultat soit obtenu à cette température, il faut que les pièces de viande restent isolées les unes des autres et constamment baignées d'air.

Telles sont l'opinion et la pratique des directeurs et exploitants d'entrepôts frigorifiques, quant aux viandes qui n'ont subi aucun déplacement autre que le transport entre l'abattoir et l'entrepôt dans les quatre à cinq heures après l'abatage et le dépeçage.

Lorsque les viandes abattues auront éprouvé un déplacement de plus de cinq heures, mais ne dépassant pas vingt à vingt-quatre heures, dans des véhicules convenablement refroidis, il suffira, pour une conservation à court terme, de les abaisser le plus rapidement possible, très près de $0°$, pour les garder dans l'entrepôt.

L'apport de l'air froid dans les entrepôts de service ordinaire doit être activé lors de l'introduction de viandes fraîches dans le magasin. Cette activité doit être prolongée jusqu'à ce que la viande toute entière ait pris la température de l'entrepôt, limitée entre 0 et $+ 3°$. L'arrivée de l'air froid doit être également activée pendant les heures consacrées soit à l'entrée soit à la sortie des viandes.

Pendant le temps de clôture de l'entrepôt, l'apport de l'air froid doit être strictement limité à ce qui est nécessaire au maintien de la température ; on ne doit pas inutilement provoquer des courants d'air qui détermineraient une dessication de la viande nuisible à sa valeur.

En service extraordinaire, lorsque les viandes auront à subir un long transport ou qu'elles

devront être l'objet d'une conservation à long
terme, la congélation rapide et complète avant
le départ et quatre à cinq heures après l'abatage
et le transport dans des véhicules maintenus à o°
et au-dessous, sont indispensables pendant et
après le transport. Dans ces conditions, la conservation indéfinie est assurée sans altération
dans des entrepôts restant à peu près constamment fermés et sans autre renouvellement d'air
que celui nécessaire au maintien du froid.

Les viandes congelées et maintenues congelées
peuvent être entassées et pressées dans des magasins maintenus très froids. Ce fait est essentiel à
considérer lorsqu'il s'agit d'opérer rapidement et
avec la moindre dépense un approvisionnement
considérable.

Ajoutons que dans un magasin maintenu à
quelques degrés au-dessous de zéro, la dessication des viandes n'est plus à craindre, attendu
qu'à ces basses températures la tension de la vapeur
d'eau devient tellement faible que l'on peut considérer l'évaporation comme nulle.

En résumé, dans tous les cas, soit pour la conservation à court terme, soit pour un long séjour
dans les entrepôts, il est indispensable qu'aussitôt
après l'abatage, la viande soit amenée à une tem-

pérature de : 0 à + 3° pour le premier cas et soit congelée pour le second cas, et cela dans un délai ne laissant pas aux germes de l'altération organique le temps d'entrer en action.

Nous insistons absolument sur cette condition et c'est souvent parce qu'on ne l'avait pas observée rigoureusement que des échecs ont été constatés.

Pour le service ordinaire, un abaissement rapide à 0° sans congélation est suffisant. Il faut seulement le continuer jusqu'à ce que toute l'épaisseur des pièces de viande accrochées séparément les unes des autres ait été abaissée à la température voulue de : 0° à + 3°. Il n'y a plus ensuite qu'à entretenir dans cet état tout l'entrepôt, en faisant un apport d'air froid qui compense les pertes de froid dues aux parois du local et aux entrées et sorties nécessaires au service.

Pour le service extraordinaire d'approvisionnement, la viande doit être congelée, et dans cette opération, il y a des précautions à prendre pour que la viande ne perde pas de sa valeur commerciale ; il y en aura aussi à observer lorsqu'il s'agira de la dégeler.

La première condition à remplir, c'est que la viande n'ait pas sa fibre altérée. Pour cela, il faut conserver à cette fibre son élasticité jusqu'au moment où les liquides de la viande se congèlent, de manière à ce que, au moment de la congélation, la dilatation qu'éprouve l'eau en se cristallisant ne rompe pas les cellules et ne prépare pas un magma informe lorsque le dégel sera opéré.

Il faut donc que la congélation ne soit pas trop brusque et trop violente à l'origine, mais au contraire progressive et par propagation de proche en proche, sans violence, sans à-coup.

On prépare ainsi très facilement la congélation des moutons et des petites viandes. Les importateurs de la Plata apportent de ces viandes irréprochables de préparation et de conservation.

Jusqu'à présent l'importation était restreinte aux moutons.

Les quartiers de bœuf n'étaient pas arrivés dans de bonnes conditions. Les bouchers importateurs assurent avoir récemment réussi la préparation des quartiers entiers de bœuf par un perfectionnement des moyens de refroidissement, sans altération de la fibre et sans dépasser la limite de temps, après l'abatage, dans laquelle le refroidissement doit être opéré.

Quoi qu'il en soit, pour une congélation des grosses pièces de viande pour ravitaillement, on peut sans hésiter débiter les quartiers et ramener les morceaux à congeler à la dimension des quartiers de moutons.

Le dégel de la viande doit être opéré avec des précautions particulières. Tout d'abord, il doit être évité en cours de route, si toutefois il a commencé sans que la température de la viande ait dépassé 3 à 4°, il suffira de recongeler la viande avant son entrée au dépôt, sinon il faudra la livrer à la consommation le plus tôt possible et en la plaçant dans tous les cas, jusqu'au moment de l'enlever, dans l'air froid et sec.

La viande congelée peut être poussée à un abaissement considérable de température, de manière à faciliter sa préservation contre le dégel en route par des enveloppes isolatrices ou dans des véhicules refroidis.

A sa sortie du dépôt, la viande doit être réchauffée lentement, autant que possible dans un milieu qui soit froid lui-même, bien que moins froid que la viande et dans tous les cas, sec et même desséchant. Il faut éviter absolument que pendant son réchauffement, la viande se couvre de givre ou d'humidité par la condensation à sa surface de la vapeur d'eau de l'air ambiant.

Lorsqu'on n'a pas d'air froid et sec à sa disposition, il faut placer la viande à dégeler dans un courant d'air qui emporte la vapeur d'eau à mesure de sa production.

Les bouchers qui achètent et débitent des viandes congelées sont bien au courant de cette manipulation, et sans la différence de race des moutons, il serait bien difficile de distinguer un mouton importé congelé et un mouton abattu à la Villette.

Il résulte des nombreux témoignages que nous avons recueillis que l'air doit être le seul véhicule du froid dans l'entrepôt lui-même, que cet air doit arriver très sec et que sortant réchauffé et imprégné de l'humidité des viandes, il doit être, s'il rentre dans l'entrepôt, refroidi et desséché au dehors.

Le refroidissement de l'entrepôt par des surfaces réfrigérantes doit être abandonné : il l'est par les meilleurs praticiens.

Dans les entrepôts de service ordinaire l'espace, autant que possible, ne doit pas être ménagé, afin de faciliter les opérations journalières des bouchers pour l'entrée et la sortie des marchandises. En ne logeant que 100 kilogr. de viande par mètre cube de capacité des loges de l'entrepôt, on est dans les conditions d'un étal de boucher. Si

l'on va à 200 kilogr., les mouvements deviennent difficiles, surtout pour les grosses viandes ;
à 150 kilogr., ils ne sont que gênés. Les couloirs
de service augmentent d'un tiers la capacité totale.

Un entrepôt, installé à 100 kilogr. par mètre
cube de capacité de loges, coûtera environ
100.000 francs pour 50.000 kilogr.; soit 2000 francs
par 1000 kilogr. de viande logée et 200 francs
par quintal métrique. Le logement à 200 kilogr.
coûtera proportionnellement moitié moins, soit
1000 francs par tonne et 100 francs par quintal
métrique.

Dans les entrepôts pour service d'approvisionnement, l'expérience indique que l'espace à occuper doit être divisé en compartiments ou ca-
ses recevant les moutons entiers ou les quartiers
de grosse viande convenablement divisés de
manière à utiliser l'espace le plus complètement
possible, mais sans compression de la marchandise.

Dans ces conditions, le mètre cube de capacité
de loges peut recevoir facilement 500 kilogr. de
viande. Donc, pour l'approvisionnement de
300.000 quintaux métriques prévus par la Commission, il faudrait une capacité de 60.000 mètres
cubes de loges, soit 75.000 mètres cubes couloirs
compris.

Les frais d'établissement et de fonctionnement des entrepôts de service extraordinaire seront les mêmes à capacité égale que ceux des entrepôts de service frigorifique ordinaire, soit 200 francs par mètre cube de capacité utile, appareils de réfrigération compris.

Ces appareils, malgré le froid plus intense à maintenir dans des magasins de viande congelée, ne coûteront pas plus cher de construction et d'entretien que ceux du service ordinaire, parce que dans ces magasins, il n'y a pas de renouvellement journalier des viandes, ni les entrées et sorties nombreuses auxquelles donnent lieu les renouvellements. Toutefois, les appareils devront être doublés et être en outre établis dans des conditions particulières pour pouvoir congeler en 30 jours et à raison de 10.000 quintaux par jour, la réserve nécessaire.

D'après nos renseignements d'exploitation en cours, nous pouvons considérer qu'un prix de location des chambres frigorifiques en service ordinaire pendant six moi , à raison de o fr. 20 par mètre cube de capacité et par jour, sera très largement rémunérateur pour l'intérêt, l'amortissement, l'entretien, les frais, etc.

Le mètre cube recevant en moyenne 100

kilogr. de viande, cela donnera une dépense de
o fr. oo2 par kilogr. de viande par jour, soit pour
un séjour moyen de 3 jours et demi, une dépense
de o fr. oo7.

Cette charge est si faible, en comparaison des
avantages qu'elle apportera, que nous ne doutons
pas que ces magasins soient utilisés en tout temps
par le commerce de détail.

En service de ravitaillement, les entrepôts
contenant 5oo kilogr. au mètre cube au lieu de
1oo kilog., l'entretien coûtera par jour o fr. ooo4 et
par mois o fr. o12. Pour six mois, ce serait
o fr. o72; la nourriture du troupeau coûterait
par kilogr. et par jour o fr. oo9, et avec les soins
et les déchets o fr. o15; en 1oo jours 1 fr. 5o; en
2oo jours 3 fr.

On voit quelle prodigieuse économie peut apporter la conservation frigorifique dans le ravitaillement (1). »

Ainsi donc, dans le cours des opérations qui
ont pour but la conservation des viandes par le
froid, tout doit concourir à obtenir, en même
temps que le froid, une siccité absolue de l'air
contenu dans les locaux frigorifiques.

---

(1) M. Urbain, loco citato.

L'administration de la guerre, afin de parer aux éventualités du ravitaillement des troupes en campagne, fit procéder en 1888, à Billancourt, à des expériences de congélation des viandes, sous la surveillance d'une commission composée de sommités scientifiques.

A la suite des bons résultats obtenus, des projets d'étude se continuèrent pour doter d'entrepôts frigorifiques le camp retranché de Paris, ainsi que certaines places fortes du territoire où ces projets ont déjà reçu un commencement d'exécution.

A cette époque, les notions acquises au sujet de la conservation des viandes par le froid étaient suffisamment précises et permettaient de recevoir leur application, pour qu'en 1891, M. de Freycinet, alors ministre de la guerre, adressât au Président de la République le rapport ci-après :

« Monsieur le Président,

« Dès 1888, mon administration s'est préoccupée de la recherche des différents procédés propres à assurer la conservation des viandes fraîches. C'était là une partie essentielle du programme que je m'étais tracé en entreprenant d'organiser le ravitaillement de la population civile des places fortes.

« Antérieurement, l'administration de la guerre se bornait à alimenter la population militaire, c'est-à-dire, à constituer l'approvisionnement de siège de la garnison. Dans ces conditions relativement restreintes, l'emploi du bétail sur pied pouvait paraître un moyen suffisant, malgré les difficultés de tous genres et les mécomptes auxquels il donne lieu.

« Mais dès l'instant qu'on se propose d'alimenter la population tout entière (dont le chiffre dans le camp retranché de Paris atteint 3 millions d'habitants), l'emploi d'un tel moyen devient impraticable.

« L'immense quantité de fourrage à réunir, les maladies à craindre dans de nombreux troupeaux concentrés sur de petits espaces, constituent des obstacles à peu près insurmontables. De là l'idée des procédés artificiels de conservation, déjà en usage sur une vaste échelle pour les besoins commerciaux chez quelques nations européennes, en Amérique et en Australie.

« Une commission nommée le 30 janvier 1889,

sous la présidence de M. le sénateur Berthelot, a été chargée d'élucider un certain nombre de questions à la fois industrielles et scientifiques qui étaient comme le complément indispensable de l'important problème à résoudre. Cette commission, par de remarquables travaux, a mis en lumière plusieurs faits qui jouent un rôle principal et peu connu dans cette industrie nouvelle.

« Il est devenu dès lors possible d'entrer dans une voie vraiment pratique. A cet effet, j'ai constitué le 30 mai 1890 une commission de spécialistes, présidée par M. le général Delambre. Elle a eu pour mandat :

« 1° D'étudier au point de vue technique et économique les divers moyens de production du froid appliqués soit à la congélation, soit à la conservation de la viande ;

« 2° De rechercher dans les différentes places et plus particulièrement dans le camp retranché de Paris, les installations déjà existantes et pouvant, soit immédiatement, soit à l'aide d'agencements peu coûteux, être utilisés pour cette destination spéciale.

« 3° Enfin, de vérifier les conditions du transport des viandes congelées et de déterminer les distances auxquelles ces viandes pouvaient être amenées sans perdre leurs qualités.

« Cette triple investigation a abouti à des résultats précis et concluants.

« Il est acquis aujourd'hui que la viande congelée à une basse température peut, même après une conservation de très longue durée, être substituée à la viande fraichement débitée ; qu'en cet état, elle a toutes les propriétés de la viande ordinaire, qu'il n'y a redouter ni avaries, ni difficultés de service, ni répugnance chez le consommateur.

« Il est démontré en outre, que des distributions de cette viande peuvent se faire, même sans précautions particulières, à des distances du magasin frigorifique répondant à des durées de transport de 2 jours à 2 jours et demi, par les plus grandes chaleurs.

« Tout le monde sait que dans certains Etats de l'Europe, l'industrie privée a créé des établissements frigorifiques destinés seulement, il est vrai, à la conservation à court terme de la viande et de divers produits alimentaires. Aux Etats-Unis de l'Amérique du Nord, dans plusieurs Etats de l'Amérique du Sud, en Australie, dans la Nouvelle-Zélande, ces installations ont pris un développement considérable soit pour la consommation intérieure de certains États, soit surtout pour l'exportation.

« La France n'a suivi ce mouvement que de bien loin ; cependant depuis quelques années, des établissements de conservation se sont créés ; d'autres s'annoncent et l'Administration de la guerre a certainement été dans notre pays la principale initiatrice de cette transformation.

« Toutefois, et c'est là un point à noter, les installations industrielles ne se créent le plus habituellement qu'en vue de la *conservation à court terme* ; elles ne suffisent plus dès lors à effectuer la *congélation à cœur*, qui, au point de vue militaire, est indispensable pour une longue conservation ou pour les transports ; mais la congélation une fois faite, la conservation peut se maintenir avec des appareils réfrigérants ordinaires. Même dans ces conditions limitées, le concours de l'industrie privée doit être recherché ; il peut devenir précieux et économique.

« Aujourd'hui, je considère la période des expériences comme close ; c'est l'exécution qu'il faut préparer.

« A Paris, le problème est difficile en raison de l'importance des établissements nécessaires, tant pour la congélation, que pour la conservation.

« Mais, en premier lieu, la ville de Paris, animée de sentiments si patriotiques pour tout ce qui touche aux intérêts de la défense nationale, a adhéré en principe à la création d'établissements frigorifiques urbains et, de concert avec mon département, vient d'ouvrir un concours pour une première installation aux abattoirs de la Villette.

« En second lieu, les recherches patientes de la Commission présidée par M. le général Delambre ont abouti à des propositions précises en vue de l'utilisation d'un grand nombre d'industries parisiennes pourvues de machines à froid. Dans ces établissements, il suffira au dernier moment, de faire certaines transformations déjà étudiées pour procéder à la conservation, soit même à la congélation des viandes.

« C'est donc en combinant les ressources des établissements de la municipalité parisienne, celles d'un certain nombre d'industries actuellement existantes et enfin en créant quelques installations militaires que je crois possible d'assurer cet immense service dans la capitale.

« ...Il restera encore à pourvoir six de nos places

frontières dans lesquelles l'étude pratique se poursuit. Mais là, le problème est infiniment plus simple et les dépenses seront modérées.

« Le Président du Conseil, Ministre de la Guerre,

« *Signé :* DE FREYCINET (1) »

Comme on vient de le voir, on emploie, pour la conservation des viandes par le froid, deux systèmes qui varient suivant que la durée d'emmagasinement sera d'une quinzaine de jours ou qu'elle sera indéterminée.

On ne maintiendra dans les locaux appropriés qu'une température proche de $0°$ dans le premier cas, tandis que dans le deuxième, il sera indispensable d'arriver à un abaissement de $-20°$ et d'entretenir ensuite la réfrigération ($4°$ environ) autant de temps que l'exigera la durée de conservation que l'on voudra atteindre.

En vue de l'utilisation des viandes congelées dans l'armée, il ne saurait être question, comme nous l'avons vu précédemment, que des procédés de congélation pour une longue période.

Si, par le contact de l'air froid, on arrête les

---

(1) M. Urbain, loco citato.

phénomènes de la putréfaction des matières organiques, il est nécessaire de maintenir une température basse uniforme dans le local frigorifique.

Jusqu'au moment de la mise en consommation,
on doit éviter de laisser arriver sur les viandes,
de l'air qui puisse les soustraire à l'action du
froid auquel elles ont été soumises.

A cet effet, on les isole aussi complètement
que possible de l'air extérieur, en même temps
qu'à l'intérieur des chambres on pratique des in-
jections d'air froid au fur et à mesure des
besoins.

On est donc conduit à l'emploi de chambres à
parois isolantes et de machines productrices d'air
froid.

Pendant ces derniers temps, le type des machines à froid a été celle de Hall ; depuis, elle a
été modifiée et la faveur semble être acquise
maintenant aux machines de production du froid
par l'évaporation de l'ammoniaque ou de l'acide
carbonique (système Fixarry, Hall, Linde, Stern,
Windhausen, etc.) en refroidissant les chambres
par radiation directe au moyen de tuyauteries à
circulation de liquide froid (solution de chlorure
de calcium ou de magnesium) ou en apportant

de l'air refroidi extérieurement par des frigorifères.

.*.

Un dépôt frigorifique se compose :

1° De chambres à parois isolantes ;

2° D'une machine à froid avec son moteur et sa
chaudière ;

3° De conduites amenant l'air ou l'agent producteur du froid depuis la machine jusqu'aux
chambres.

Les chambres à parois isolantes se construisent
avec certaines précautions ; ce sont de très
grandes caisses à doubles parois dans l'intervalle
desquelles on place une matière qui s'oppose à
l'échange du calorique de l'intérieur à l'extérieur.
Comme substance isolante on emploie le charbon pilé très fin, le feutre, la sciure de bois, la
poussière de liège et mieux la tourbe pulvérisée.
On utilise aussi avec avantage comme substance
isolante entre les parois des chambres, un produit appelé « charcoal » qu'on obtient au moyen
de rognures de buis calcinées au four. Les briques
de liège aggloméré par des procédés spéciaux,
conviennent également très bien pour constituer
les parois des chambres frigorifiques. Cette ins-

tallation permet d'obtenir la conservation des viandes pendant une durée très longue.

Un dépôt frigorifique ainsi constitué devient un magasin dans lequel il est possible de concentrer d'énormes quantités formant réserve de vivres-viande et qui, placé dans une ville importante peut rendre des services inappréciables.

§ 2

Caractères physiques des viandes congelées.— Provenant d'un même animal, les quartiers de viande soumis à l'action du froid auront un aspect différent suivant qu'ils auront été plus ou moins habilement dépecés et travaillés avant leur introduction dans les chambres frigorifiques. Si, abstraction faite de l'aspect plus ou moins agréable à l'œil, la pratique de l'habillage n'a pas d'importance pour obtenir les effets de la congélation, il n'en est plus de même lorsqu'il sagit de sortir les quartiers des dépôts et de les exposer à l'air pour obtenir la décongélation, nous verrons plus loin la raison.

Les moutons qui arrivent congelés en France, sont habillés et débités d'une façon irréprochable. Il n'en est pas toujours ainsi des bœufs.

Il est indispensable qu'aussitôt après l'abatage, la saignée soit aussi complète que possible ; que la section longitudinale ou *fente* de la colonne vertébrale soit nette, et que, dans aucune partie, il n'existe d'incision irrégulière, anfractueuse pouvant donner abri à des caillots sanguins susceptibles de se corrompre et surtout de provoquer des altérations dans les régions avoisinantes lors de la mise en consommation de la viande.

Odeur. — La chair fraîche, fournie par les animaux de boucherie de l'espèce bovine, a une odeur particulière et indéfinissable ; congelée, la viande perd complètement cette odeur spéciale pendant tout le temps que dure l'influence du froid et l'exhale ensuite, à un moindre degré cependant, lorsqu'on la soumet à l'action de l'air extérieur.

Si des suffusions sanguines existaient à la surface des quartiers de viande, on pourrait au moment de la décongélation, percevoir une odeur de *relent* et même de rancité d'autant plus prononcée que la température extérieure serait plus élevée et plus chargée d'humidité.

Pour les raisons qui viennent d'être invoquées, les viandes destinées à être conservées par le froid doivent être minutieusement surveillées quant aux opérations nécessitées pendant l'abatage.

Ainsi que les viandes destinées à être consommées fraîches, celles qui doivent être congelées ne dégageront aucune odeur spéciale telle que celle provenant de rupture de la vessie et de la vésicule biliaire, du contact du lait des mamelles ; à plus forte raison ne doivent-elles exhaler aucune odeur médicamenteuse.

Couleur. — Quelques heures après l'abat, les muscles et la graisse du bœuf ont des colorations qui varient suivant leur situation anatomique ; toutefois la chair a une couleur qui va du rouge au rouge foncé ; la graisse peut être blanchâtre ou d'un jaune très accentué.

Les surfaces musculaires acquièrent après la congélation un eteinte noirâtre parfois peu agréable à l'œil, ce qui, en France, a souvent nui à la vente des viandes importées.

Sur une coupe faite à la scie, la viande après congélation a une teinte d'un rose très pâle avec reflets blanchâtres ; le marbré ou le persillé quand il existe, se dessine nettement au milieu de la substance musculaire dont les fibres apparaissent bien distinctes. La couleur de la graisse, comme on a pu le voir, varie du blanc mat au jaune plus ou moins safrané.

Après un quart d'heure environ d'exposition à l'air et à une température de + 10° et au-dessus, les sections musculaires de rouge terne qu'elles étaient superficiellement deviennent d'un beau rouge rutilant, par suite de l'oxydation produite par l'air au contact des fibres de la chair. En même temps la viande acquiert un aspect brillant par suite des gouttelettes de sérosité sanguinolente qui passent de l'état cristallisé à l'état liquide.

Les plèvres pectorales et péritonéales au moment de la congélation sont d'une blancheur immaculée et, malgré leur transparence, ne laissent que deviner les muscles inter-costaux internes se confondant par leur coloration avec celle de la face interne des côtes.

Au fur et à mesure que les viandes congelées se rapprochent de la température normale, que par conséquent elles sont atteintes par la décongélation, elle conservent leur coloration foncée d'un rouge noirâtre qui n'est qu'extérieure, car les couches une fois incisées se montrent avec la couleur rouge vif des viandes fraîchement abattues.

Consistance. — Comme bien on pense, la chair musculaire soumise à l'action du froid intense acquiert la consistance du bois et même de la pierre. Le débit des viandes en cet état ne peut s'effectuer qu'avec les plus grandes difficultés.

On ne mettra en distribution les viandes frigorifiées qu'après avoir été préalablement soumises à l'influence de l'air et alors qu'elles pourront être facilement entamées par l'outillage généralement employé par le commerce de la boucherie.

Nous verrons plus loin les conditions au milieu desquelles doit s'opérer la décongélation.

Saveur. — Elle est nulle lorsque la viande est complètement gelée, en raison surtout de la sensation de froid que le palais éprouve à son contact; il y a là un phénomène d'anesthésie qui enlève à l'organe du goûter toutes ses facultés sensitives. La saveur particulière à la chair musculaire peut être perçue au fur et à mesure que s'opère la décongélation.

État de la graisse. — La viande des animaux soumise à l'action des appareils réfrigérants doit être de toute première qualité afin de jouir d'un certain crédit auprès des consommateurs.

Celle des sujets américains ou australiens a une graisse de couverture et de rognons abondante ; les muscles présentent à la coupe un marbré ou un persillé qui dénotent une aptitude considérable à prendre la graisse avec un état d'embonpoint prononcé.

Les bœufs ainsi importés en France sont d'un poids qui varie entre 350 et 400 kilogr. de viande nette.

Ce qui vient d'être dit n'implique pas cependant que seule la chair d'animaux parvenus à un engraissement prononcé puisse être soumise, pour être conservée, aux procédés frigorifiques.

Toutefois, dès qu'il s'agira de viandes importées, on devra toujours s'attacher à ne recevoir que celles provenant de bœufs de tout premier choix ; autrement ces viandes n'obtiendraient plus la moindre faveur auprès du public et seraient écartées de la consommation ; car ce n'est qu'en raison de leur excellente qualité et de leur prix, que le succès sera pour elles assuré, principalement dans l'armée. On ne doit en effet pas perdre de vue que ces viandes devront toujours réunir deux conditions : fournir un excellent aliment et d'un prix inférieur à celui de la viande vendue à l'étal du boucher.

§ 3.

Précautions à prendre pour obtenir la décongélation des viandes conservées par le froid. — Au sortir des dépôts frigorifiques, il faut, autant que possible, éviter de transporter les viandes d'un froid intense à une température relativement élevée. Pour arriver à ce résultat, on exposera la viande congelée dans un courant d'air, afin que les parties superficielles ne soient pas seules à être atteintes par le dégel en même temps que des parties charnues s'écoulerait le suc de la viande que le froid aurait concentré.

La décongélation doit s'opérer progressivement de la périphérie au centre, et les gros quartiers seront suspendus de telle sorte que les régions les moins épaisses occupent les parties déclives : cela pour éviter la déperdition du jus de la viande.

S'il est recommandable de placer les viandes à décongeler dans des courants d'air, c'est pour leur éviter le contact de l'air humide qui occasionnerait une flaccidité et un aspect blafard très nuisibles à leur débit.

En même temps qu'elles sont exposées direc-

tement au contact de l'air extérieur après leur
sortie des chambres froides, la condensation de
la vapeur contenue dans l'air chaud les rend hu-
mides et juteuses à la surface ; ce liquide séreux,
rougeâtre, qui infiltre le tissu cellulaire, est un
milieu de culture favorable aux germes qui déterminent la putréfaction ; ces inconvénients seront facilement évités avec l'air sec.

Les parties superficielles des quartiers doivent
donc être desséchées, soit par une bonne ventilation, soit par de fréquents essuyages au moyen
de linges ; on évitera de la sorte le développement dans les muscles de cette odeur caractéris-
tique dite de *relent* si désagréable pour le consommateur.

Pour obtenir la décongélation des moutons
conservés par le froid, il n'est nullement besoin
de s'entourer d'autant de précautions, car la faible épaisseur des quartiers permet un dégel rapide
des surfaces presque en même temps que des
parties profondes.

C'est pour cette raison que des multiples et
minutieuses expériences ont été tentées pour arriver à conserver aux quartiers de bœufs à décongeler toute l'apparence de ceux provenant d'animaux fraichement abattus, en même temps qu'à

la viande les propriétés qu'elle possédait avant son introduction dans les chambres froides.

Des essais en vue d'obtenir la décongélation sont activement menés en ce moment par les importateurs qui, sous peu, espèrent pouvoir distribuer le bœuf congelé absolument comme du bœuf frais.

Avant tout, il faut que le procédé soit pratique, à la portée de tout le monde et n'entraîne qu'une faible dépense.

§ 4.

Comestibilité des viandes congelées. — Les aliments se distinguent en *azotés* et *carbonés* : les premiers contiennent les éléments réparateurs à nos tissus ; les seconds sont destinés à suffire à la combustion organique et respiratoire. C'est dans la viande que les principes azotés sont en plus grande quantité ; aussi le besoin de manger de la chair est-il pour l'homme non seulement un instinct naturel, mais une nécessité et un besoin.

Des gens, dit M. C. Husson, qui peuvent déjeuner avec un filet grillé et dîner avec un aloyau de bœuf normand, trouvent spirituel de dire que les viandes importées sont des aliments de sauvages ; ils répéteraient volontiers « quand je dîne personne n'a faim ». Eh bien, c'est à ceux-là que je m'adresse pour leur dire ceci : ces viandes bien préparées et bien soignées pendant le transport, puis apprêtées par des procédés faciles à varier, suivant les pays et les goûts, constituent un aliment sain, à bon marché.

Voilà une source d'azote qu'il faut connaître, vulgariser et pour y arriver, il n'y a qu'un moyen c'est de la servir sur vos tables ; tout bon exemple doit venir d'en haut. De plus, toute bonne action se met naturellement sous le patronage des femmes. Eh bien ! Mesdames, voici une occasion qui se présente : trouvez une manière agréable d'apprêter les viandes congelées. L'Etat ne vous donnera pas de prix, comme l'on faisait jadis en Perse, à celui qui inventait un plat nouveau, mais vous aurez rendu un grand service à l'hygiène publique ; si par hasard, vous hésitez devant cette tâche réaliste, souvenez-vous que Mme de Genlis, surprise par des visiteurs, au milieu des soins domestiques, aimait à les faire attendre en disant : « Permettez que je finisse mon pot-au-feu ; avant d'être femme de lettres, je suis femme de ménage. »

La cuisson de la viande s'exécute surtout de deux manières fort différentes, suivant que l'aliment est ou non plongé dans l'eau. Dans le premier cas, on obtient deux aliments : la viande elle-même privée de tout ce que l'eau a pu dissoudre, et le bouillon dans lequel la cuisson s'est opérée. Ce mode de préparation est très usité.

La cuisson sans eau constitue le rôtissage ; c'est le plus ancien et le plus parfait des procédés culinaires. Pour que le produit soit bon, le feu doit être assez vif pour saisir et coaguler la surface de la pièce, ce qui a le double avantage de former une enveloppe qui s'oppose à la déperdition de l'osmazone et de produire un arôme particulier, agréable, et stimulant les fonctions digestives. Le rôtissage peut être arrêté selon la méthode anglaise, alors que la partie centrale de la pièce est encore saignante. On peut, au contraire, continuer l'action du feu jusqu'à ce que l'albumine soit coagulée profondément ; alors la viande revêt une teinte grise jusqu'à sa partie centrale. Dans le premier cas, la viande est tendre, très savoureuse et succulente ; dans le second, elle est plus dure, moins sapide, et plus desséchée.

Il existe un troisième mode de préparation intermédiaire entre ceux qui viennent d'être exposés, c'est la cuisson à la vapeur ou à l'étuvée.

Au point de vue de l'hygiène, ces préparations sont les plus recommandables. Elles ont été modifiées de mille manières, soit pour stimuler l'estomac paresseux et affadi, soit pour relever les mets naturellement fades, soit enfin pour utiliser les restes d'un repas précédent.

C'est ainsi qu'on a les roux, les blanquettes, les salmis, les marinades, les daubes, les hachis et les ragoûts de toutes sortes. (1).

En Angleterre, à Paris, au Hâvre, à Dunkerque etc., l'usage des viandes conservées par le froid est journalier.

Pendant de longs mois, ces viandes importées ont été vendues sur les marchés anglais comme viandes du pays, et aujourd'hui que le fait est connu de tous, que l'expérience a prononcé, la population ouvrière anglaise accepte volontiers cette viande qu'elle peut acheter dans des conditions raisonnables. En Angleterre, les préjugés meurent vite. Il est juste pourtant de reconnaître qu'au début cette innovation a soulevé de nombreuses polémiques ; mais quand le public décou-

---

(1) M. C. Husson, loco citato.

vrit que, depuis longtemps, il achetait comme viande du pays de la viande importée, le bon sens prit le dessus et les gens hostiles furent bientôt désarmés ; il est bon d'ajouter que des expériences faites pour éprouver la qualité de ces viandes avaient été concluantes.

« Une pratique qui compte maintenant plusieurs années a prouvé que la congélation n'enlève aux viandes ni leur saveur, ni leur valeur nutritive et qu'elle n'altère en rien leurs tissus, contrairement à ce que l'on croyait autrefois.

« Un examen microscopique démontre en effet que la congélation méthodique des viandes, tout en assurant leur conservation indéfinie, laisse intactes les cellules ; et qu'après une décongélation lente, les muscles reviennent à leur état primitif, si bien qu'à la cuisson, ces viandes sont aussi succulentes, aussi juteuses que celles des animaux sortant de l'abattoir.

« Cette constatation a une importance capitale, puisqu'elle réduit à néant d'anciens préjugés qui admettaient, sans aucune preuve, que la congélation nuisait à la qualité de la viande ; qu'à peine décongelée, cette viande tombait en déliquescence. (1) »

____

(1) M. Urbain, loco citato.

M. le baron R. Michel, s'adressant à la Société française d'hygiène, s'exprime ainsi :

« Mes confrères de l'association amicale des membres de la Presse scientifique, dont plusieurs sont également membres de la Société française d'hygiène, ne doivent pas avoir oublié que plusieurs fois ils ont mangé des viandes ayant jusqu'à quatorze mois et demi de conservation.

« En auraient-ils reconnu la provenance, si on ne les en avait pas avisés ?

« Je puis hardiment dire que non, et à ce propos, je demande à rapporter ici un mot de notre illustre maître, le savant H. Bouley, de l'Institut.

« Dans une de nos réunions si pleines de charme par leur extrême cordialité, H. Bouley, qui était bien l'homme le plus compétent en la matière, déclara qu'un morceau de bœuf servi au banquet était trop frais.

« Ce morceau avait plusieurs mois de conservation ; seulement, mis très frais dans le congélateur, on ne lui avait pas, après sa sortie, laissé le temps nécessaire à toute viande fraichement abattue de devenir tendre.

« H. Bouley, informé immédiatement de ce fait, déclara, en employant une expression très juste et rès heureuse, que les moyens de congélation rendaient les viandes identiquement dans l'état où on les leur avait données.

« De quel procédé de conservation de viande peut-on en dire autant ? Quel est celui qui arrête instantanément et presque indéfiniment tout changement d'état et à plus forte raison toute décomposition ? Quel est celui qui ayant reçu de la viande trop fraîche, la rend plusieurs mois après toujours trop fraîche ? »

L'orateur termine en appelant l'attention de tous sur des résultats qui permettent maintenant de compter sur une solution satisfaisante du grave problème de l'alimentation publique.

Examinons maintenant comment se comportent, après cuisson, les viandes conservées par le froid.

1° *Bœuf.* — Bouillie, la viande de bœuf conservé le même aspect et les mêmes propriétés alibiles que si elle provenait d'un animal fraîchement tué ; sa tendreté ne laisse rien à désirer et sa saveur est exactement la même dans les deux cas, au point que du bœuf conservé depuis des mois peut être servi bouilli sur une table, sans que les convives puissent discerner sa provenance.

Le bouillon résultant de cette coction est un

peu plus fade que celui obtenu avec de la viande fraîche ; il suffit de relever son goût au moyen de condiments.

Comme rôti, la viande congelée du bœuf ne diffère en rien de la viande fraîche ; il nous est arrivé souvent de soumettre à la cuisson des viandes ainsi conservées sans même attendre leur décongélation ; les résultats ont été à peu près identiques. Pour le rôtissage, il est nécessaire de procéder au dégel de la viande avant de la soumettre à l'action du feu.

2° *Mouton*. — Qu'elle soit préparée sous forme de ragoût ou de rôti, la viande congelée de mouton se confond à très peu de chose près avec celle du mouton frais, avec cette différence ce-

---

N. de l'A. — Dans le but de remédier à la situation difficile créée aux ordinaires des compagnies, escadrons ou batteries, par suite de la hausse toujours croissante de la viande, l'autorité militaire supérieure, dans le courant de mars 1894, appelait l'attention des chefs de corps sur les avantages et l'économie qui pouvaient résulter du remplacement d'une partie de la ration de viande fraîche par de la viande congelée.

Consulté, au point de vue hygiénique, sur cette question, le service de santé fait connaître, ainsi qu'il suit, son avis :

« La viande conservée par le froid est tout aussi nutritive que la viande fraîche de boucherie. Son prix de revient étant notablement inférieur, elle peut rendre de grands services ; mais, pour être livrée dans de bonnes conditions au consommateur, il est nécessaire que la décongélation soit effectuée avec des précautions particulières. »

pendant que celle-là a souvent une saveur de venaison particulière aux viandes de certains pays.

Les nombreuses expériences que nous avons faites à ce sujet nous permettent d'avancer ce qui est dit précédemment et, dans ce but, nous avons utilisé les viandes conservées de bœuf et de mouton dans les diverses préparations qu'il est d'usage.

L'exemple suivant corrobore notre appréciation :

« Il y a quelque temps, à Annam, en Ecosse, une curieuse expérience fut faite pour juger comparativement les viandes du pays et celles provenant des colonies.

Trente convives furent invités à un repas, avec la seule condition qu'ils donneraient consciencieusement leur opinion.

Un fournisseur de la localité, M. Irwing, livra la meilleure viande de mouton qu'il put se procurer dans la contrée et M. Smith, représentant de la maison Nelson frères, procura les viandes congelées.

Les viandes furent servies les unes bouillies, les autres rôties ou grillées. Les morceaux de mouton du pays avaient été marqués au moyen d'une petite cheville en bois placée dans chaque pièce ; le mouton colonial n'ayant aucune marque. Il est inutile de dire que les invités n'avaient aucune connaissance de cette disposition.

Après le repas, chaque convive ayant écrit son opinion, le résultat constaté fut le suivant :

Pour le mouton du pays, nombre de suffrages 12
Pour le mouton exotique   —   —   8
Sans préférence   —   —   10

Un convive constata que le mouton marqué d'une cheville était meilleur rôti et que l'autre était préférable bouilli.

En définitive, on peut dire que la viande coloniale réunit 18 suffrages.

L'expérience a prouvé également que par les temps chauds, la viande importée est plus tendre et peut-être même supérieure à celle du pays, car elle conserve mieux ses qualités. (M. Dussutour.»

* *

A titre de renseignements, nous croyons utile de donner le prix de vente des viandes conservées par les procédés frigorifiques comparativement à celui des viandes fraîches. (15 mars 1895.)

LONDRES

BŒUF			MOUTON					
Indigène	Américain réfrigéré (1)	Américain congelé	Indigène	Allemand réfrigéré (1)	New-Zélandais congelé	Australien congelé	Plata congelé	Pas de douane, pas d'octroi
1.30 à 1.50	1.15 à 1.30	0.85 à 1. »	1.70 à 1.90	1.55 à 1.70	0.70 à 0.75	0.60 à 0.65	0.58 à 0.63	

Le Kilogramme, y compris frais de statistique, 0 fr. 008 par kil.

PARIS

BŒUF		MOUTON		
Indigène (bœuf et vache)	Congelé	Indigène	Allemand sur pied au Sanatorium	Congelé
1.45 à 1.65	1.15 à 1.20	1.70 à 1.90	1.70 à 2.05	1.30 à 1.40

Le Kilogramme, y compris : Octroi, 0 fr. 116 par kilog. Douane sur mouton congelé et coupage particulier, 0 fr. 33.

NANCY

BŒUF		MOUTON	
Indigène (bœuf et vache)	Congelé	Indigène	Congelé
1.50 à 1.80	1.25 à »	1.90 à 2.20	1.35 à »

Le Kilogramme, non-compris l'octroi.

(1) On désigne sous le nom de viandes *réfrigérées* celles qui ne doivent être emmagasinées et conservées que pendant une quinzaine de jours ; tandis que les viandes *congelées* ont une durée de conservation indéterminée (Voir les pages 49 et suivantes).

Comme la valeur des viandes congelées est inférieure à celle de la viande fraîche, il importe d'éviter les fraudes sur la nature de la matière vendue ; c'est pourquoi il est nécessaire de pouvoir reconnaître les viandes, soit par leur aspect général, soit par l'examen microscopique.

Le docteur Maljean a signalé un moyen très simple de diagnostiquer les viandes conservées par le froid : les globules de sang obtenus par le râclage sont décolorés, déformés et nagent à l'état frais, dans un sérum offrant une teinte verdâtre uniforme ; quand la viande a été congelée, il n'existe plus aucun globule normal. En effet, le froid fait éclater les globules rouges ; la matière colorante s'extravase dans le sérum et s'y trouve sous forme de cristaux irréguliers colorés en jaune brun ; ces cristaux, d'abord microscopiques deviennent souvent visibles à l'œil nu.

Cet examen, tout élémentaire, suffit pour faire reconnaître les viandes congelées.

***

Toutefois, si le consommateur compte trouver dans la viande un aliment indispensable, il est en droit d'exiger d'elle les qualités sanitaires et réparatrices capables de sauvegarder sa santé.

Le viandes importées ne doivent donc pas échapper aux règles de l'inspection. Cette question de l'inspection sanitaire des viandes est loin d'être neuve. De tous temps, le commerce de la boucherie a été déshonoré par des traficants sans scrupule. Déjà, au XVᵉ siècle, la boucherie véreuse est prise vivement à partie dans un poème satirique " Les Filets du Diable ": « Les bouchers étalent la bonne viande et cachent la mauvaise. Ils débitent comme animaux sains, des bêtes bovines paralysées et prêtes à crever, ainsi que des veaux de huit jours.» Dans un pamphlet de 1649, un joueur de luth dit à un charcutier de Paris : « Ne me touche pas... Va vendre ton boudin *crevé* et ton pourceau *ladré* pour empester le monde.» Enfin, Alexis Monteil, dans son *Histoire des Français des divers états*, parle d'une bouchère du XVIIᵉ siècle qui a vendu de la vache pour du bœuf, du jeune taureau pour du veau, de la chèvre pour du mouton et du lard gâté pour du bon lard. De récents scandales rappellent cette époque.

La généralisation des mesures de surveillance doit être rendue partout obligatoire, d'autant plus que par suite d'habitudes déplorables les viandes malsaines sont écoulées hors du rayon de production et dirigées sur les villes. « C'est assez bon pour les gens de la ville ! » Horribles propos que tout le monde a pu entendre.

Donc, pas d'inspection facultative, pas de viande pénétrant sur notre territoire sans avoir été préalablement soumise à une visite minutieuse de la part des vétérinaires préposés à ce service. Le droit à l'empoisonnement ne saurait exister. Ce n'est pas trop demander qu'en matière de substances alimentaires, l'hygiène ait le dernier mot et l'emporte sur le mercantilisme éhonté. C'est le moyen de faire disparaître la *viande à ouvrier* et la *viande à soldat* ; arrêter les causes de contagion et protéger le consommateur contre les entreprises d'une poignée d'industriels qui s'ingénient à trafiquer aux dépens de la santé publique.

Ainsi que nous l'avons dit (voir les pages 56 et suivantes), les viandes exotiques sont l'objet d'un double examen. Depuis 1888, les viandes congelées sont, en France, soumises de la part du service d'inspection à une vérification en tout semblable à celle prescrite pour les viandes fraîches. Qu'il s'agisse de bœufs ou de moutons importés, les quartiers qui en proviennent possèdent attenante la *fressure*, composée des principaux organes : cœur, poumons, foie et rate.

Un examen minutieux fait par le vétérinaire-inspecteur du port d'arrivée, porte sur la qualité des viandes et l'état des organes précités adhérents, dont les caractères sont indispensables et suffisants pour révéler les altérations plus ou moins profondes qui auraient été consécutives à une maladie ayant précédé ou provoqué l'abatage.

Donc, toutes les mesures hygiéniques sont prises vis-à-vis des viandes congelées, qui nous viennent du dehors, pour préserver les consommateurs des dangers qui pourraient résulter de la consommation d'une denrée devenue poison, du fait des lésions déterminées par la maladie.

CHAPITRE III.

Du Transport des Viandes conservées par le froid.

Les résultats obtenus par l'industrie et par l'administration militaire en vue d'obtenir la conservation certaine des viandes de boucherie par la congélation sont aujourd'hui absolument concluantes.

Mais cela n'est pas suffisant, et concurremment à ces expériences, il devient indispensable d'étudier les conditions au milieu desquelles peut s'effectuer le transport des viandes ainsi conservées et qui doivent être consommées sur un point quelconque plus ou moins éloigné de l'entrepôt frigorifique.

Nous établirons pour cet examen, la classification suivante :

A. *Transports à de très grandes distances* :

1° Navires munis de chambres et machines à froid.

2° Chalands porteurs de la même installation.

B. *Transports à des distances moindres.*

1º PAR VOIES FERRÉES :

a. Wagons spéciaux munis de parois isolantes.

b. Wagons couverts à marchandises (type normal des différentes compagnies).

2º PAR VOIES ROUTIÈRES :

c. Voitures spécialement aménagées.
d. Voitures du train des équipages ou autres.

A. *Transports à de très grandes distances.*

Si les colonies françaises ne renferment pas de
terres d'élevage comparables aux vastes territoires
de l'Amérique du Nord ou de l'Amérique du Sud,
il en est cependant, comme la Nouvelle-Calédo-
nie, qui possèdent des quantités de bétail fort
importantes et où l'industrie de la congélation
des viandes pourrait s'implanter afin de délivrer
la métropole d'une fourniture exclusivement étrangère.

Parmi nos colonies, l'Algérie pourrait apporter
un contingent sérieux.

1º Les transports dits "à de très grandes distances"
ne peuvent être réalisés que par l'emploi d'instal-

lations frigorifiques mobiles sur les navires apportant en Europe la viande congelée.

Les premières machines qui permirent le refroidissement et furent employées dans les essais du " Frigorifique " et du " Paraguay " étaient des machines basées sur l'emploi du chlorure de méthyle et de l'ammoniaque.

Ces machines avaient de grands inconvénients pour les transports maritimes ; elles exigeaient des tuyauteries considérables et offraient ainsi de graves inconvénients en cas de rupture des tuyaux ; elles furent remplacées ensuite par celles à éther et à éther méthylique.

Aujourd'hui on se sert d'appareils à air producteurs du froid ou à acide carbonique (Stern, Holl), exigeant un espace remarquablement faible pour leur installation.

Toutefois, il ne faut songer aux transports de viandes à de très grandes distances que pendant le temps de paix, car au moment d'une mobilisation, il est permis de prévoir toutes les causes susceptibles d'empêcher l'arrivée en France des navires chargés de viandes congelées et dont l'apport pourrait être vainement attendu.

2º S'il s'agit de relier, dans l'intérieur du territoire, divers entrepôts entre eux, on pourra employer le chalands munis de machines et de chambres à froid.

Nos cours d'eau navigables et nos canaux forment un réseau assez étendu pour que ce genre de transport puisse être utilisé, en évitant, de ce fait, l'encombrement de nos voies ferrées.

A cet effet, il suffirait de posséder, aménagés préalablement, un certain nombre de ces chalands mus par la vapeur, pour pouvoir opérer en un temps relativement court, le ravitaillement de troupes considérables concentrées en un point donné.

Ce n'est pas seulement pendant le temps de guerre que ces chalands pourraient concourir à l'approvisionnement de nos soldats ; mais pendant les périodes de grandes manœuvres où les achats de viande fraîche sont souvent hérissés de difficultés, on aurait, avec ce moyen, l'assurance d'une fourniture absolument irréprochable au point de vue de la qualité et susceptible d'entrer en distribution au fur et à mesure des besoins.

Il serait même possible d'établir à poste fixe, au centre de ravitaillement, un de ces chalands de - tiné à recevoir le apports effectués par les bateaux qui pourraient ainsi être déchargés à mesure et reprendre immédiatement le cours de leurs voyages. La viande congelée transportée de la sorte serait conservée avec la plus grande facilité dans les chambres froides du chaland fixe.

**

Un autre mode de transport de viandes congelées a été indiqué par des pécialistes s'occupant de cette question ; il s'agit de l'utilisation de trains frigorifiques destinés à mettre en relation des dépôts très éloignés les uns des autres et au ravitaillement des armées en campagne.

« Les trains frigorifiques (système Durand) d'après M. Ch. Lambert (1), ne sont autre chose que des dépôts mobiles sur voies ferrées, chacun des éléments nécessaires à la constitution du dépôt frigorifique se trouvant logé dans un wagon couvert à marchandises.

En principe, on utilise le matériel normal des Compagnies, afin de diminuer le dépenses d'installation.

Les modifications nécessitées par la présence de la machine à air froid et des chambres isolantes sont assez simples, ce qui permettrait d'établir très

---

(1) Etude de M. Ch. Lambert, ingénieur, 1890.

rapidement un certain nombre de trains frigorifiques si les besoins du ravitaillement venaient à le
rendre nécessaire.

On peut donc laisser disponible le matériel des
Compagnies aux services de l'exploitation commerciale pendant le temps de paix, et n'opérer la
tran formation qu'au dernier moment, alors que
tout ce matériel sera réquisitionné par l'administration de la guerre.

L'installation comporte une série de wagons muni de chambres à parois isolantes, c'est-à-dire de
cloisons épaisses disposées de façon à s'opposer à
l'échange calorifique entre l'intérieur et l'extérieur. Ces wagons sont les récepteurs de la viande
maintenue à basse température.

Une machine à air froid est placée à l'extrémité
du convoi, dans un wagon couvert dont le châssis
sert de bâti fixe. La chaudière est placée dans le
même wagon: elle est solidement réunie avec le
corps du véhicule par des traverses métalliques
boulonnées qui s'opposent à tout mouvement. On
constitue ainsi un wagon-machine indépendant
qui peut s'atteler à n'importe quel convoi.

Les wagons sont réunis entre eux et à ce wagon-machine par une série de raccords flexibles
en toile ou en caoutchouc, qui permettent le pas-

sage de l'air d'un véhicule à un autre. Chaque wagon muni de chambre porte un conduit fixe pour la circulation de l'air froid.

Le train pourra se composer uniquement de wagons frigorifiques s'il doit être affecté aux relations entre les dépôts ou au ravitaillement des grandes villes. Il pourra, au contraire, constituer un " en cas mobile " et comportera dix ou douze wagons spéciaux du service des vivres-viande, le reste du convoi étant affecté au transport des subsistances.

Par ces moyens, on réalise véritablement de magasins mobiles sur voies ferrées pouvant rester en route un laps de temps quelconque.

L'extrême mobilité de ces trains évite l'emploi de trop nombreuses stations-magasins qui seraient en cas de revers momentanés, une ressource pour l'ennemi. Ces trains suivant partout l'armée en campagne, et comme ils eront peu nombreux, à cause de leur énorme puissance de ravitaillement, il sera toujours possible de les maintenir très près de la base d'opérations ce qui diminuera d'autant les transports du ravitaillements par l'arrière.

Enfin, il sera possible d'assurer le service, alors que l'armée victorieuse aura pénétré en pays ennemi et trouvera peut-être devant elle une région dévastée où les ressources locales feraient complètement défaut.

L'ordre des véhicules est variable ; on peut à volonté placer le wagon-machine en tête ou en queue du convoi.

Puissance de ravitaillement des trains frigorifiques. — Un train de 50 wagons, se déplaçant avec une vitesse de 30 kilomètres à l'heure pourra amener l'énorme quantité de *1.300.000* rations, immédiatement distribuables après décongélation.

Composé de 45 wagons, ce train peut être amené de l'un quelconque des grands centres de ravitaillement (Dunkerque, Le Havre, Orléans, Marseille, etc.) aux régions frontières ou aux grandes villes proches du théâtre des opérations.

Le renouvellement ou la concentration d'immenses approvisionnements dans les grandes villes ou camps retranchés, exposés à l'investissement se feront rapidement et sans encombrement des voies ferrées par la circulation de quelques trains. »

La description des trains frigorifiques système Durand, faite par Ch. Lambert, est très ingénieusement comprise ; toutefois, il serait indispensable dès le temps de paix, d'exiger des Compagnies le matériel disponible pour cet usage. Il n'est pas possible de nier la dépense assez sérieuse occasionnée par la construction de ces trains frigorifiques qui sont surtout appelés à rendre d'inappréciables services dans l'industrie privée.

Il ne faut pas perdre de vue que la guerre future, avec ses effectifs considérables, exigera une grande simplicité dans les moyens de transport qui devront être réduits au strict nécessaire.

Du reste, comme nous le verrons plus loin, les expériences de transport de viandes congelées entre Billancourt et Montpellier ont prouvé que pour des expéditions lointaines exigeant au moins 48 heures, et par des températures élevées, l'isolement de la viande au moyen de corps isolants, de tourbe, par exemple, est suffisant pour éviter toute altération.

Toutefois, les trains frigorifiques que pourrait posséder l'industrie et susceptibles d'être immédiatement utilisés rendraient certains services au moment d'une mobilisation, en raison surtout de la puissance de ravitaillement.

B. *Transports à des distances moindres.*

1° PAR VOIES FERRÉES :

Ces transports ayant lieu par les voies ferrées,

deux hypothèses se présentent : ou bien on disposera de *wagons frigoriques à parois isolantes*, ou
bien on sera dans l'obligation de se servir de wagons couverts à marchandises (type normal des
Compagnies.)

a. Les *wagons isolants ou frigorifiques* sont
des wagons ordinaires à marchandises, dont les
parois tapissées à l'intérieur par une doublure en
bois formant caisse, peuvent en être séparées par
une substance isolante : poudre de charbon, de
tourbe ou de liège.

Dans ces conditions pour effectuer les expéditions, il suffira de disposer en vrac les quartiers de
viande congelés, en ayant soin de laisser le moins de
vide possible; puis, le chargement terminé, de le
recouvrir d'une bâche. Ainsi disposée, la viande
de bœuf se conservera en cours de route pendant
environ 60 heures en été et plus de 80 heures en
hiver, sans se décongeler.

Les moutons entiers pourront se transporter pendant 36 heures en été et 100 heures en hiver.

L'été, pendant les 24 heures qui suivront, la
viande se décongèlera légèrement, mais sans rien
perdre de ses qualités ; elle arrivera au contraire,
dans les meilleures conditions pour pouvoir être
distribuée à l'ouverture du wagon.

Passé ce laps de temps, si la viande ne pouvait être consommée immédiatement, elle devrait être retirée du wagon pour être suspendue dans un courant d'air afin d'éviter qu'elle ne prenne à la surface au moins, ce goût désagréable de *relent* dont il a été fait mention précédemment.

Ainsi agencée, la viande se conservera encore pendant 12 ou 24 heures, suivant que l'atmosphère sera sèche ou humide ; en tout cas il sera prudent de ne pas la conserver plus longtemps.

Si, comme pour les expéditions par trains frigorifiques, le dépôt peut injecter de l'air froid dans le wagon, la congélation reste parfaite pendant 72 heures en été et 100 heures l'hiver pour les viandes de mouton, davantage pour les viandes de bœuf.

Des expériences nombreuses ont été faites lors de transports du Havre à Paris et à Genève par wagons isolants ; les résultats ont été remarquables ; en effet, après 72 heures de trajet par des températures de $+ 18$ et $+ 20°$, le wagon à son ouverture accusait encore $— 3°$.

b. Si l'on n'a à sa disposition que des wagons couverts ordinaires, les viandes seront arrimées en vrac, dans des paniers ou dans des caisses, et la durée de conservation à l'état congelé sera encore assez longue.

Pour le transport en vrac, on devra choisir des wagons fermant aussi hermétiquement que possible ; si cela est nécessaire, les interstices seront obstrués avec de la paille ou des chiffons ; suivant les circonstances, on pourra tapisser les parois du wagon avec du papier d'emballage goudronné ou des prélarts, toujours en évitant de laisser des vides entre les quartiers de viande qui seront ensuite recouverts d'une ou deux bâches imperméables, ou au besoin de paille.

Ainsi aménagé et chargé, un wagon maintiendra à l'état congelé les quartiers de bœuf pendant environ 48 heures et les moutons pendant 30 heures. Si ce temps est dépassé, la viande se décongélera un peu plus rapidement que dans les wagons isolants : au bout de 20 heures pour le bœuf et 12 heures pour le mouton. Quand après cette période, la viande ne sera pas distribuée, elle devra être retirée du wagon et suspendue dans un courant d'air.

Lorsqu'au lieu d'être transportée en vrac, la viande est enfermée dans des récipients, le moyen le plus économique consiste à envelopper séparément chaque quartier au moyen de linges ou *chemises* en cotonnade, indispensables, parfois doublées, en raison des manipulations nombreuses subies pendant le transport, et de placer ensuite la viande dans des paniers à claire-voie. Ces paniers pourront être recouverts de bâches. En tout cas, plus les linges enveloppants seront imperméables, moins vite s'opérera la décongélation.

Outre les précautions d'emballage qui viennent d'être indiquées, si la température est très élevée et surtout très humide, on peut garantir la viande de la chaleur extérieure en disposant, par dessus la bâche recouvrant les paniers, une matière isolante telle que de la paille, de la poudre de charbon de bois, de la sciure de bois, de la poussière de liège ou mieux de tourbe.

Dans ces conditions, les quartiers de bœuf pourront, après leur sortie des chambres froides, attendre pendant 48 heures et les moutons entiers pendant 30 heures leur mise en distribution.

Lorsqu'on n'expédie pas la viande en vrac, l'idéal serait d'avoir des paniers fermant hermétiquement, avec couvercle s'encastrant dans les parois; de tapisser l'intérieur du récipient avec une couche de feutre de 0 m. 015 à 0 m. 02, puis d'appliquer par dessus ce feutre une feuille de tôle ou de zinc ; on obtiendrait ainsi de petites chambres frigorifiques ayant la propriété de conserver la viande pendant au moins 48 heures.

Mais ce moyen serait très coûteux et nécessiterait pour de grosses expéditions un matériel considérable, tout en augmentant inutilement le poids mort des envois.

Il faut, du reste, tenir compte que si minutieuses qu'elles puissent paraître, les conditions d'emballage pour le transport des viandes congelées ont été envisagées comme devant s'exécuter au milieu des circonstances les plus défavorables, et qu'elles ne sont rien comparées à celles qui devraient présider au transport des viandes fraîches.

L'expérience suivante a pour but de montrer avec quelle facilité les viandes conservées par le froid peuvent être envoyées d'un point à un autre:

Pendant le courant du mois d'août, furent expédiés de Paris sur Montpellier, 750 kilog. de viande en quartiers, comprenant 650 kilog. de viande de bœuf et 100 kilog. de viande de mouton, conservés depuis 5 mois dans la chambre frigorifique établie à Billancourt. Les quartiers avaient été revêtus par dessus l'enveloppe en cotonnade lâche qui les entourait d'une seconde enveloppe en tissu serré, soigneusement fermée, afin de pouvoir sans inconvénient les noyer dans une couche de matières pulvérulentes destinées à les isoler et à les soustraire, autant que possible, à l'action de la chaleur extérieure. Cette opération préliminaire avait été effectuée à l'avance dans l'intérieur de la chambre frigorifique où les matières pulvérulentes aussi bien que les emballages divers avaient été déposés depuis 15 jours environ pour y être eux-mêmes refroidis.

Deux quartiers de bœuf pesant ensemble 160 kilog. et un mouton pesant 25 kilog. furent placés dans une caisse remplie de sciure de bois ; deux quartiers de bœuf pesant ensemble 151 kilog. dans une deuxième caisse garnie également de sciure de bois ; un morceau de bœuf pesant 30 kilog. dans un tonneau à double enveloppe, l'intervalle entre les deux parois était rempli de poudre de liège ; ces caisses ou tonneaux furent déposés à la gare des Moulineaux, dans un fourgon à bagages, ainsi que deux demi-bœufs pesant 314 kilog. et 3 moutons du poids de 70 kilog. Ces derniers étaient chargés en vrac dans le fond du fourgon où quelques planches avaient été installées pour contenir la poussière de tourbe dans laquelle la viande devait être noyée sous une couche de o^{m}15 centimètres d'épaisseur.

Au moment de l'emballage, la chambre frigorifique marquait au thermomètre : — 5°, la viande : — 5°5, les matières isolantes : — 5°5. Après avoir

été plombé, le fourgon quitta la gare des Moulineaux à 7 heures 1/2 du matin et fut dirigé, par la
ligne de ceinture, vers la gare Lyon où il arriva de
manière à pouvoir être accroché au train quittant
cette gare à 5 heures 10 du soir pour pouvoir parvenir en gare de Montpellier le lendemain à
8 heures 40 du soir. La durée du trajet fut donc de
27 heures 1/2 et, pendant ce temps, un orage survint
et la température extérieure s'éleva jusqu'à 29°.

Ce ne fut que le lendemain du jour d'arrivée, à
6 heures du matin, que le wagon fut ouvert ; le
thermomètre placé dans le wagon marquait 19°.
Les caisses et le tonneau ayant été ouverts, et les
quartiers non emballés extraits de la tourbe qui les
entourait, tous les morceaux de viande sans excep-
tion furent trouvés encore parfaitement gelés et
conservant toute leur rigidité, bien que la sciure
de bois indiquât au thermomètre : + 2°, la poudre
de liège : + 1°5 et la poussière de tourbe : + 1°.

La viande n'étant plus revêtue que de ses enveloppes de tissu fut transportée par une voiture du
train des équipages à la manutention militaire,
distante de plus de un kilomètre ; elle y parvint à
7 heures du matin. Là, les enveloppes enlevées, et
la viande étalée sur les tables ; la température dans
la salle était de : + 22°.

L'aspect extérieur de la viande était parfait et présentait l'apparence d'une viande fraîchement tuée, surtout lorsqu'après une heure environ, par suite de l'élévation de température, elle eut été complètement dégelée et en état d'être découpée pour procéder à la distribution qui commença à 8 heures du matin.

Cette expérience démontre bien que la viande conservée par le froid peut voyager impunément pendant assez longtemps avec les moyens de transport ordinaires et que les morceaux s'échauffent d'autant moins qu'ils sont plus gros (Revue de l'Intendance).

Des expériences personnelles, faites au sujet de ces transports par voies ferrées, nous ont permis de constater que du mouton sorti à 5 heures du soir de chambres frigorifiques à — 5° et expédié de Paris à Verdun, enveloppé seulement avec des chemises et des toiles d'emballage dans des paniers à claire-voie, n'accusait au centre des gigots, après 11 heures, dont 7 de voyage, qu'une température de : — 1° 1/2 et — 1° 1 après 16 heures. L'expérience était faite autant que possible par des températures orageuses ou élevées : 20° en moyenne.

Lorsqu'il s'agira de procéder au chargement d'un

wagon complet, le plus pratique sera de disposer les quartiers en vrac, en les serrant le plus possible.

2° PAR VOIES ROUTIÈRES

Les transports *par voies routières* peuvent s'exécuter avec des véhicules spécialement aménagés, ou bien avec les voitures du train des équipages militaires ou de réquisition.

c) Dans le 1er cas, on pourrait utiliser des voitures dans le genre de celles affectées aux déménagements; elles consisteraient en une caisse plus ou spacieuse, à parois renforcées, entre lesquelles serait disposée une feuille de feutre de 0^{m}02 à 0^{m}03 centimètres d'épaisseur. L'essentiel serait de garantir la fermeture contre l'entrée de l'air extérieur.

Ainsi construites, ces voitures ne seraient pas d'un poids trop élevé, elles renfermeraient des quantités de viande considérables et auraient l'avantage de pouvoir être placées directement sur les wagons plats des chemins de fer.

Expédiée de la sorte, la viande congelée disposée en vrac et enveloppée de linges, pourra se conserver pendant le même temps que si elle avait été chargée dans des wagons ordinaires, à la condition toutefois que pendant les haltes, on ne laisse pas séjourner les voitures en plein soleil et que leur ouverture n'ait lieu qu'au moment de la distribution, car autrement on diminuerait de 50 o/o la durée de conservation des viandes.

d) Dans le 2ᵉ cas, si l'on peut disposer de voitures du train ou de réquisition, complètement fermées, les quartiers de viande toujours enveloppés de linge, seront placés en vrac ou en paniers ou caisses. On disposera préalablement sur le plancher de la voiture une couche de paille, et, le chargement terminé, on couvrira la viande avec des bâches par dessus lesquelles on répandra de la paille. Si au lieu de paille, on noye la viande revêtue de bâches dans une couche de 0ᵐ10 à 0ᵐ15 de poussière de tourbe, de liège ou de sciure de bois, il pourra s'écouler de 3 à 5 jours suivant la température extérieure, entre la sortie de la viande des chambres froides et leur consommation.

Avec d'autres voitures, c'est-à-dire ne fermant pas, on enveloppera la viande comme précédemment, on disposera des prélarts et une couche de paille sur le plancher, les côté et par dessus les quartiers que l'on arrimera de façon à ne former qu'un seul bloc.

Bien isolée, la viande de bœuf restera congelée, au minimum, de 24 à 36 heures et celle de mouton de 12 à 24 heures, après quoi la décongélation surviendra, et il sera nécessaire de procéder à la mise en distribution.

**

En dehors des nombreuses expériences faites à Billancourt et par l'industrie en vue de fixer les conditions dans lesquelles peut s'effectuer le transport des viandes conservées par le froid, la « Commission d'étude des procédés frigorifiques » présidée par M. le général Delambre, procède journellement à des expéditions de ces viandes dans les circonstances qui paraissent les plus défavorables : c'est ainsi que dernièrement, dans une voiture du train d'équipages, hermétiquement fermée, on disposa sur le plancher de celle-ci une couche de poussière de tourbe, puis sur une bâche préalablement étendue, on plaça une vingtaine de quartiers de bœuf qui furent entourés sur les côtés et recouverts d'une bâche imperméable. Sur le tout, on répandit une couche de tourbe pulvérisée de 0^m10 d'épaisseur. La voiture fit le trajet de Paris à Versailles, avec une température de : $+ 20^o$.

L'ouverture du véhicule n'eut lieu que 5 jours après ; à ce moment la viande était à peine dégelée.

Dès aujourd'hui, on peut tirer les conclusions suivantes :

1º Le transport des viandes congelées peut s'effectuer avec la plus grande facilité et à de très grandes distances, si l'on dispose de wagons à parois isolantes ; les wagons ordinaires suffisent néanmoins pour les transports nécessitant un trajet assez long.

2º Ces viandes se conservent pendant un temps assez long dans les wagons couverts ordinaires des Compagnies de chemins de fer ;

3º Sur les voies routières, il est nécessaire, pendant les fortes chaleurs, de s'entourer de certaines précautions d'emballage qui permettent d'assurer les expéditions dans les divers cas à prévoir ;

4º Plus les quartiers de viande seront épais et volumineux, plus longue sera la durée de leur maintien à l'état congelé ;

5º L'arrimage le plus pratique est celui dit *en vrac* qui évite la dépense et l'emploi de récipients plus ou moins encombrants, en même temps que des manipulations pendant le chargement et le déchargement ;

6º Les matières isolantes sont par ordre de préférence : la poussière de tourbe, la poudre de charbon de bois, la poussière de liège, la sciure de bois et enfin la paille.

Afin de faire ressortir les avantages qui peuvent résulter en campagne du ravitaillemett des armées avec des viandes congelées, nous donnons les tableaux comparatifs suivants empruntés à l'étude technique de M. Ch. Lambert, ingénieur des Arts et Manufactures.

Suppression des convois de bétail sur pied pour le ravitaillement des Armées en Campagne

PUISSANCE DE TRANSPORT DES VÉHICULES DU TRAIN RÉGULIER

a) Voiture régimentaire à un cheval : 1.500 rations. — 450 kilog.

b) Fourgon à deux chevaux : 2.500 rations. — 750 kilog.

c) Voitures de parc à quatre chevaux : 3.400 à 4.000 rations. — 1.000 à 1.200 kilog.

d) Wagon à enveloppe isolante : 20 à 26.000 rations. — 6 à 7.000 kilog.

e) Wagon couvert à marchandises type normal des Compagnies : 30 à 33.000 rations. — 9 à 10.000 kilog.

CONVOIS CORRESPONDANTS EN BÉTAIL SUR PIED

a) 3 ou 4 bœufs ; 10 ou 15 porcs ; 33 moutons.

b) 5 ou 6 bœufs ; 25 à 30 porcs ; 56 moutons.

c) 8 à 9 bœufs ; 30 à 40 porcs ; 80 à 90 moutons.

d) 57 bœufs ; 230 à 250 porcs ; 570 moutons.

e) 67 bœufs ; 300 à 330 porcs ; 670 moutons.

Les régions de territoire proches de la frontière des belligérants verront très rapidement leurs ressources locales épuisées ; les passages de troupes affecteront surtout certaines artères bien déterminées et y acquerront une intensité jusqu'à présent inconnue. On ne pourra compter pour le ravitaillement de ces masses que sur les ressources provenant de l'intérieur du territoire. Si l'on ne veut pas toucher aux approvisionnements en viandes de conserves constituant la dotation normale des places frontières, il faudra faire venir des régions de l'intérieur d'immenses convois d'animaux sur pieds. Ce mode de ravitaillement laisse place à tous les imprévus et à bien des dangers. L'emploi des viandes congelées simplifierait la question dans une vaste mesure, parce que les véhicules de transport employés pour ce mode d'approvisionnement sont utilisés d'une façon parfaite.

DES CONVOIS DE VIVRES

Utilisation des divers moyens de transport

Convoi de 100.000 rations

VOIES ROUTIÈRES

Convois de bétail sur pied. — Nombre de têtes de bétail formant convoi de 100.000 rations : bœufs, 222 ; vaches, 333 ; moutons, 2.220.

Utilisation de viandes congelées

Transport par les voitures du train régulier. — Voitures régimentaires à un cheval : 66 voitures ; fourgons à deux chevaux : 40 fourgons ; voitures de parc à quatre chevaux : 25 voitures.

Longueur des convois correspondants aux unités de transport employées ci-dessus : 462 mètres : — 320 mètres ; — 275 mètres.

Les voitures se suivent par unités sur une route quelconque aux distances réglementaires de l'ordre de marche.

Convois de bétail sur pied. — Wagons couverts à marchandises transportant le bétail sur pied pouvant fournir 100.000 rations : bœufs, 28 wagons ; vaches, 33 wagons ; moutons, 44 wagons.

Utilisation de la viande congelée

Wagons à enveloppe isolante, système B. Durand : 3 wagons ; wagons à marchandises, type normal des compagnies : 4 wagons.

Conclusion. — Avec un nombre restreint de véhicules, on pourra, aux approches de la base d'opérations, ravitailler les troupes très facilement et supprimer les convois de bétail sur pied si embarrassants et parfois si dangereux.

APPROVISIONNEMENTS EN VIANDE CONGELÉE

Nombre de rations fournies par les diverses unités de transport

Voiture régimentaire à un cheval, ou bien voiture de réquisition : 1.500 rations ; fourgon à deux chevaux : 2.500 rations ; voiture de parc à quatre chevaux : 3.400 à 4.000 rations ; wagon à enveloppe isolante ou bien wagon spécial du train frigorifique : 26.000 rations ; wagon couvert à marchandises, type normal des compagnies : 30 à 33.000 ration .

Vitesse de transport vers le lieu d'emploi

Convois de bétail sur pied : 30 kil. par jour ⇒→

Voitures de réquisitions : 4 kil. à l'heure ⇒—→

Voitures du train régulier : 5 kil. à l'heure ⇒⇒→

Wagons du train frigorifique et wagon couvert à marchandises : 25 à 45 kilomètres à l'heure.

Nota. — La longueur des flèches permet la comparaison des vitesses annoncées.

La viande congelée arrivant au lieu de destination est immédiatement disponible et distribuable dès sa décongélation opérée.

Ravitaillement d'une armée composée de quatre corps d'armée

Service des vivres-viande

a) Livraisons effectuées par l'entrepreneur du service au moyen des ressources de l'arrière : un jour de vivres.

b) Parcs de Corps d'armée situés à une journée marche en arrière de l'armée : quatre jours de de vivres.

c) Parcs de bétail d'armée établis à deux journées de marche en arrière : deux jours de vivres.

d) Entrepôts de bétail échelonnés sur la voie du ravitaillement : quatre jours de vivres.

Nombre de véhicules de transport nécessaires à chaque déplacement

Méthode actuelle : Emploi du bétail sur pied

a) 36 ou 40 wagons ; — *b*) 150 à 160 wagons ; — *c*) 75 à 80 wagons ; *d*) 150 à 160 wagons.

Méthode nouvelle : Emploi des viandes congelées

a) 4 ou 5 wagons ou en remplacement 40 chariots de parc à 4 chevaux ; — *b*) 13 ou 15 wagons ; — *c*) 7 ou 8 wagons ; — *d*) 13 ou 15 wagons.

CHAPITRE IV

Avantages qui peuvent résulter de l'utilisation des viandes congelées dans l'armée.

Pendant le temps de paix, la viande fournie aux ordinaires des corps de troupe est achetée soit par la Commission des ordinaires, soit par les commandants de compagnie, escadron ou batterie, pour leurs unités respectives, parfois même, il est procédé à des achats journaliers.

L'indemnité représentative de viande fraîche est très variable, suivant l'emplacement des parties prenantes vis-à-vis des ressources de la région et des facilités plus ou moins grandes du ravitaillement.

C'est ainsi que dans les corps d'armée de l'Est, où sont agglomérées de nombreuses troupes et où la production de bétail est très inférieure à la consommation, les prix payés pour la viande sont élevés par rapport à ceux de l'ouest, du centre et du midi de la France.

Dans certaines circonstances, et pour tenir tête aux exigences des fournisseurs, l'usage des viandes congelées pourrait rendre de signalés services.

Les corps seraient sûrs, en opérant ainsi, de donner à leurs hommes une viande de première qualité et à un prix bien inférieur à celui demandé pour la viande fraîche.

En raison de la cherté des viandes de veau et de mouton et afin de permettre la variation des menus, il serait avantageux, dès le temps de paix, de faire consommer du mouton congelé qui remplacerait le veau dont la valeur nutritive (en temps que veau de fourniture surtout) est avec raison contestée.

Outre les avantages qui résulteraient de la consommation, à certaines périodes, de viandes traitées par le froid, il ressortirait pour l'Etat de sérieuses économies en ce sens que les corps pourraient attendre et saisir des époques, leur permettant de passer des marchés favorables ; de plus, ce moyen d'alimentation permettrait aux contrées déshéritées sous le rapport de la production, de faire face aux nécessités de la consommation.

⁎

Personne ne contestera que la viande est l'élément réparateur par excellence et qu'il ne faut pas craindre, dans l'alimentation, d'en augmenter la quantité afin de faire croître celle d'azote. Si on le peut, on doit le faire sans danger dans l'armée, car il n'y a pas d'exemple de soldat ayant eu une indigestion de viande.

En campagne, plus on donnera de viande, plus on augmentera la vigueur, la santé et le moral des troupes.

« Les armées de Xerxès et de Darius subsistaient grâce à d'immenses moyens de transport et à un nombre prodigieux de chars, d'esclaves, de porteurs de toute espèce. Elles faisaient peu de chemin, vivaient mal, périssaient par leur masse même et en définitive ne connurent guère que des revers.

L'alimentation fut le grand souci d'Alexandre partant à la conquête des Indes. Son bouillant génie se trouva enrêné par les difficultés d'approvisionnement ; voulant marcher, il réduisit beaucoup la multitude de parasites usitée alors, ainsi que les transports.

Pour y suppléer et ne pas être à la merci des ressources locales, Alexandre emploie habilement les voies aquatiques : mers, fleuves. Il isole les impedimenta de son armée, lui assure des ravitaillements en lui conservant sa mobilité.

Polybe nous dépeint les préoccupations du plus éminent des généraux, de celui qui est resté jusqu'ici sans égal ; il nous montre Annibal à Carthagène, préparant la plus grande conception mili-

taire que la terre ait connue. Son souci n'est pas
de battre l'ennemi, il en est certain ; mais il se demande comment vivra son armée en traversant
les Pyrénées, la Gaule, le Rhône, les Alpes, le Pô
et l'Apennin.

Il choisit ses moyens et l'évènement montre
l'excellence de son discernement.

César s'éleva moins haut. Les Romains, toujours inférieurs en nombre à leurs adversaires,
recherchaient surtout leur sécurité. Pénétrant partout dans des contrées arides ou boisées, ils te-
naient à être munis. Les soldats étaient à la fois
porteurs et combattants et les ravitaillements se
trouvaient assez simplifiés.

Les bandes du moyen-âge se nourrissaient sur
place, pillant et maraudant (1). »

Après cette époque de barbarie, fut instituée
l'administration militaire dont l'importance ne fit
que croître pendant le ministère Louvois.

Frédéric-le-Grand montre les difficultés du ravitaillement en campagne et s'exprime ainsi :
« Combien de ressorts ne faut-il pas faire jouer
pour assembler, entretenir, faire subsister et met-

---

(1) Général Lewal. Etudes de guerre. Tactique des ravitaillements.
1890.

tre en action les armées nombreuses que l'on emploie de nos jours? Ce sont des migrations de peuples qui voyagent en faisant des conquêtes et dont les besoins, qui se renouvellent tous les jours, exigent une satisfaction régulière. Ce sont des nations entières qu'il est plus difficile de défendre contre la faim que contre l'ennemi.»

Les guerres de la Révolution inaugurent un nouveau système pour les ravitaillements. Les armées fractionnées subsistent sur le pays et la mobilité des troupes augmente en occasionnant toutefois des périodes d'abondance et de disette. La maraude et l'indiscipline accompagnèrent ce mode d'opérer.

Napoléon, forcé par la rapidité avec laquelle il conduisait ses armées, exerçait la réquisition à outrance. Suivant lui, la guerre devait nourrir la guerre; mais comme il n'avait pas le loisir de s'occuper de la question de ravitaillement, ses soldats furent largement éprouvés par les privations et la fatigue.

Malgré l'abus qu'avait fait le premier Empire de vivre sur le pays, il en était résulté des avantages; à la fin de cette époque, la réaction opposée se produisit et les doctrines de Louvois prévalurent: « Charger les soldats et les chevaux; les faire suivre d'interminables files de voitures. Transformer les hommes et les bêtes en porteurs. Courber les uns et les autres sous le faix. Tout porter, tout traîner, tels furent l'alpha et l'oméga de la science des ravitaillements pendant un demi siècle. »

De ce qui précède, il ressort que les approvisionnements nécessaires aux armées ont lieu de deux manières : ou bien on trouvera sur place les éléments dont on a besoin, ou bien on les y fera venir, mais les procédés doivent être plastiques pour pouvoir se plier aux exigences du moment.

.*.

Cela dit, examinons le mode actuel, employé en France pour le ravitaillement de viande en cas de guerre.

La fourniture de viande fraîche, pendant une campagne, est assurée par du bétail sur pied et à l'entreprise, avec cette restriction que l'abatage des animaux et leur distribution sont confiés à la gestion directe, c'est-à-dire à des agents militaires.

L'entrepreneur entretient :

1° A deux journées en arrière de l'armée, c'est-à-dire aux têtes d'étapes de route ou de guerre, un parc d'armée de deux jours;

2° En arrière de ce parc, le long de la voie ferrée

ou de la ligne d'étapes routières des entrepôts de bétail de 4 jours pour l'ensemble de l'armée :

3° A une journée de marche, en arrière de chaque corps d'armée, un parc de corps d'armée de 4 jours.

Ces divers troupeaux, conduits par l'entrepreneur, restent sa propriété et leur surveillance ainsi que la détermination de leur emplacement sont du ressort du service des étapes.

D'autre part, à chaque convoi administratif est rattaché un troupeau de deux jours, livré à l'administration et conduit par ses agents ; un jour il marche avec le convoi administratif en tête : souvent on le fera marcher en queue des convois régimentaires ; l'autre jour, dit de « distribution », il cheminera avec un groupe d'ouvriers bouchers (groupe d'ouvriers du troupeau) et une voiture de boucherie après l'avant-garde ; le bétail sera abattu et distribué au cantonnement.

Il peut y avoir là des causes de retard dans les distributions, et en outre, la viande fraîchement tuée, encore pantelante, est toujours dure.

Ou bien encore, les bestiaux seront livrés sur pied aux corps chargés de les abattre : parfois aussi, la viande abattue la veille, sera transportée par des voitures de réquisition.

A défaut de l'entreprise, le bétail est acheté ou

réquisitionné sur place, mais ce sont des ressources bien aléatoires sur la frontière.

La présence d'animaux au milieu des troupes (troupeau divisionnaire et troupeau de distribution) amène le désordre, et cependant il faut qu'il en soit ainsi si l'on veut que la viande soit abattue de bonne heure.

Les animaux de boucherie dépérissent pendant les marches ; leur entretien, leur conduite et leur nourriture engendrent de grandes difficultés ; enfin, les épizooties sont à redouter.

Quoi qu'il en soit, dans l'état actuel des choses, 12 jours de bétail marchent avec ou à la suite des troupes et ce bétail se déverse de proche en proche, depuis les entrepôts d'armée sur le parc d'armée, le parc de corps d'armée et les troupeaux divisionnaires (M. Peyrolle. — Alimentation des troupes en campagne).

Par ce qui précède, il est possible d'entrevoir de quelles difficultés sera hérissé le ravitaillement des armées et des corps d'armée, et combien il serait important de diminuer, de supprimer même la présence à la queue des colonnes et des convois d'un sérieux impédimentum : les troupeaux de bétail entravant par l'encombrement qu'ils occasionnent sur les routes ou les voies ferrées, la marche et le bon fonctionnement des différents services.

Qu'à ces inconvénients, gros de conséquences, viennent s'adjoindre l'existence et le développement de maladies contagieuses au milieu des troupeaux, on verra quelles entraves seront apportées dans la régularité de la fourniture de la viande, sans compter les ravages que les animaux malades peuvent exercer autour d'eux et sur leur passage dans la population bovine des pays traversés et les affections qui peuvent naître chez nos soldats à la suite de l'ingestion de viandes plus ou moins fatiguées ou fiévreuses.

Afin de parer à l'insuffisance ou à l'absence de viande sur place, on a donc recours à des troupeaux suivant les armées et chevauchant à la suite des colonnes. Les inconvénients qui en résultent et que nous venons de signaler sont inévitables.

La viande congelée, en constituant un progrès immense, permettrait de mettre à l'abri les troupes en campagne contre les éventualités probables ou possibles.

Le 3 avril 1807, le Maréchal Davoust écrivait : « Il règne dans nos cantonnements une épizootie qui enlève une grande quantité des bêtes à cornes et des porcs. D'après un rapport fait au général Friant, sur 56 bêtes qui étaient à son parc, il en est mort 49 en 24 heures. »

Le 12 novembre 1807, le maréchal Davoust en écrivant à l'Empereur s'exprimait ainsi : « J'ai écrit à M. l'Intendant et je l'ai engagé, au lieu de faire des envois de bœufs, à envoyer ici la valeur de ces bœufs. La perte qu'éprouvent les animaux qui nous sont expédiés par M. l'Intendant, soit par défaut de nourriture, soit par épizootie, fait monter le prix de ceux qui arrivent à un taux exorbitant, et encore cette viande est-elle maigre et de la plus mauvaise qualité. »

Changeons les dates, et ce qui vient d'être dit, au sujet du dépérissement et des épizooties qui déciment les troupeaux, sera encore vrai.

Nous pouvons ajouter que dans les colonnes du Sud de l'Algérie les troupeaux que les entrepreneurs mènent à la suite des troupes arrivent à l'étape dans les plus mauvaises conditions, manquant de nourriture, fiévreux, haletant de soif.

A l'armée de l'Est, en 1870, on amena à grands frais de superbes bœufs provenant de la Beauce et de la Sologne. La neige, le froid, l'insuffisance de fourrages et le manque d'herbe, les marches forcées et la fatigue avaient, à la fin de la campagne, fait de nos troupeaux des espèces de squelettes ambulants qui ne valaient pas mieux pour la consommation que les chevaux étiques du siège de Metz.

Le fait suivant vient pleinement confirmer les réflexions qui précèdent :

« En 1870, un officier supérieur allemand nommé au commandement de l'artillerie de la place de Sedan, après la capitulation de cette forteresse, et se rendant de Coblentz à son poste, trouva en route d'énormes convois de bestiaux de l'armée allemande, qui, dirigés sur Metz avec une ration seulement d'approvisionnement de fourrage, restèrent 4 à 5 jours en route, par suite de l'encombrement des voies ferrées.

« Poursuivant sa route, cet officier arrive à Sedan ; le commandant de cette place avait reçu avis que 5,000 têtes de bétail expédiées de Belgique à l'armée allemande, sous Paris, devaient demeurer quelque temps sous sa garde. Outre la difficulté de les loger, la question du fourrage paraissait insoluble ; ce troupeau aurait consommé en trois ou quatre jours tout l'approvisionnement des chevaux de la place.

« On parqua alors les bœufs dans une île de la Meuse, où ils purent arriver à gué ; en trois jours,

ils eurent complètement épuisé toute l'herbe de la
prairie qui, transformée en bourbier, commençait
à être envahie par les eaux, lorsque cette situation, en apparence inextricable, put heureusement
prendre fin.

« En raison d'une épizootie qui s'était déclarée
dans les bestiaux de l'armée, sous Paris, l'ordre
fut donné d'abattre tout le troupeau de Sedan et
d'expédier sur cette armée la viande reconnue
saine.

« Cet exemple montre quelles difficultés insurmontables entraîne le transport d'une si grande
agglomération de bêtes sur pied, difficultés qui ne
feront qu'augmenter avec les effectifs considérables des armées modernes.

« Pour subvenir à l'alimentation des armées en
campagne, il n'existe pas d'autre moyen possible
que celui-ci : ne prendre de viande vivante que ce
que l'on peut se procurer directement sur place ;
le transport du bétail sur pied par les voies ferrées
doit être absolument abandonné.

« Ce système a un avantage évident, c'est de
réduire dans une proportion considérable la tâche
qui incombe aux chemins de fer. Transporter
vivant un bœuf de 1.000 livres, c'est transporter
au moins 500 livres d'os, de cuir, de cornes, de

sabots et d'entrailles. Ces parties sont loin d'être dénuées de valeur, mais en campagne, elles n'auront jamais, malgré les mesures prises par l'administration, que peu ou point de prix. A ces inconvénients, viennent s'en ajouter d'autres, tels que le transport des fourrages, l'entretien des conducteurs, la difficulté de charger et de décharger de lourdes masses vivantes. »

Et maintenant, que l'on réfléchisse à cette nouvelle, donnée par les journaux, qu'une méthode a permis d'apporter au marché de Londres de la viande abattue dans l'Amérique du Sud, et dans un état de parfaite conservation, malgré une traversée de 45 jours ; on y trouvera peut-être la solution la plus convenable du problème qui nous occupe et la condamnation d'un système avec lequel cesseront toutes les brutalités et les mauvais traitements que subissent les animaux traînés sur les champs de bataille.

Quant à l'approvisionnement des forteresses, il devra être constitué principalement en viande conservée. Quand les circonstances ont mis à même de voir ce qu'entraînent de difficultés le logement, la nourriture, etc., d'un troupeau qui doit suffire pendant quelques mois à l'alimentation d'une ville ayant une garnison et plusieurs milliers d'habitants ; celui qui a vu les désordres et les ravages produits par les projectiles modernes dans les écuries d'une ville bombardée, les troupeaux entiers fuyant leurs étables et baraques en feu, celui-là aura acquis la conviction que même dans une place de guerre importante, protégée par des forts détachés, on ne peut conserver le bétail que tout au plus pour les débuts de l'investissement et que les conserves de viande sous n'importe quelle forme, doivent, en principe, toujours être employées pour la constitution des approvisionnements.

Ces considérations, émises par une plume que l'expérience avait guidée, se passent de commentaires. Et que d'autres exemples ne pourrait-on citer pour venir corroborer les idées énoncées, en feuilletant les annales des guerres anciennes et modernes ?

Si l'approvisionnement en viandes fraîches pour les armées en compagne est d'une importance capitale, celui nécessaire aux places fortes demande à être assuré d'une façon aussi minutieuse.

Le décret du 12 mars 1890 admettait que l'Etat devait assurer la subsistance des populations que les hasards de la guerre soumettaient aux dures nécessités d'un investissement ou d'un siège.

Or, on a reconnu que, par suite de difficultés de toutes sortes, des arrivages par chemin de fer qu'aucune cause, aucun accident ne saurait interrompre en temps de paix, puisque dans toute ville importante ceux-ci affluent, non plus dans deux sens opposés, mais au moins dans trois ou quatre directions, l'approvisionnement des marchés n'a plus les réserves d'autrefois et que l'alimentation publique résulte aujourd'hui des apports journaliers des denrées.

Cet état de choses est tout à fait précaire si l'on envisage le cas de guerre, et il se compliquerait lors d'une mobilisation, d'une absence de sécurité et du trouble qui naîtrait de tous côtés (M. Boissonnet).

Donc, qu'il s'agisse des troupes en campagne ou de celles des forteresses, il faudra, pour assurer leur alimentation en viande fraîche, des troupeaux considérables nécessitant un nombreux personnel pour être préposé à leur garde et à leur abatage, et cela au moment peut-être où la présence des hommes serait réclamée sur le champ de bataille.

C'est pour éviter les encombrements occasionnés par des agglomérations de bétail vivant que s'impose l'utilisation des viandes conservées par le froid.

En effet, par ce moyen, il sera possible, dès le temps de paix, avec l'installation dans certaines places d'entrepôts frigorifiques, de constituer des réserves de viandes susceptibles d'entrer immédiatement en consommation.

Au moment de la mobilisation, toutes les ressources locales en bestiaux réquisitionnés, au lieu d'être un noyau d'encombrement, seront immédiatement abattus, et leur viande placée dans les chambres froides des dépôts établis pour cet usage. Au besoin, comme cela est à prévoir, il sera fait appel à la production de l'intérieur dont la viande pourra parvenir aux frigoriques soit fraîche, soit déjà réfrigérée ou même déjà congelée.

Examinons, dit M. Ch. Lambert, l'hypothèse d'une mobilisation générale et, calculons approximativement à quelles nécessités aurait à pourvoir à ce moment l'Administration de la Guerre.

Afin de mieux préciser, supposons que l'action doive s'engager sur la frontière franco-allemande.

Dans les huit jours qui suivront l'ordre de mobilisation, l'armée active et sa réserve seront en marche, en même temps que l'armée territoriale occupera les positions de 2e ligne qui lui sont assignées sur le plan général de concentration.

On peut prévoir, sans exagération, que la région de l'Est recevra un nombre considérable d'hommes, répartis par masses, en des points d'ores et déjà désignés.

Devant un pareil afflux d'occupants, les ressources locales sont presque négligeables en ce qui concerne les vivres-viande, étant donné que la région de l'Est est plutôt viticole et industrielle que spécialement agricole, et dès lors fournira au ravitaillement peu de ressources.

D'autre part, on doit considérer les approvisionnements de conserves de viandes en boîte comme destinés aux ravitaillements lointains et difficiles en pays ennemi, pour toutes les troupes de première ligne, que leur mobilité ne permettra pas de ravitailler au moyen de réserves constituées à l'avance.

Il serait d'ailleurs imprudent de toucher aux réserves de vivres des places frontières et de consommer, dès le début des hostilités, des approvisionnements qui ne peuvent se remplacer facilement.

On devra donc mettre à profit les ressources provenant de l'intérieur du territoire et acheminer vers la frontière les convois de bétail nécessaires pour suffire au ravitaillement de toutes les troupes.

Si l'on veut bien se rappeler que les rassemblements s'exécutent pendant les dix premières journées de la mobilisation, on verra avec évidence,
que les voies ferrées seront presque toutes accapa-
rées, pendant ce laps de temps, par les transports-
hommes et matériel de guerre, et l'on reconnaîtra
qu'il serait sage de s'assurer pour tous les centres
stratégiques, au moins dix jours de vivres d'avance,
vivres immédiatement disponibles et distribuables.

...Pour démontrer quelle est la puissance de
ravitaillement fournie par l'utilisation des appareils frigorifiques, posons le problème du ravitaillement en cas de guerre, dans toute sa généralité,
c'est-à-dire au cas le plus défavorable pour la
simplicité des opérations de l'approvisionnement.

Imaginons, en effet, que la mobilisation étant
complètement achevée, et les armées réparties
sur la frontière de l'Est, on ne doive plus du tout
compter pour le ravitaillement sur les ressources
locales, et que l'on soit obligé de faire arriver de
l'intérieur du territoire les denrées nécessaires.

Dans la fourniture des vivres-viande, comptons
sur un approvisionnement journalier de deux millions de rations, par exemple.

Si l'on veut effectuer le ravitaillement en bétail

sur pied, il faudra réunir tous les jours et transporter en wagons à la frontière 4 ou 5.000 bœufs ou vaches, ou bien 40.000 moutons, avec les approvisionnements de fourrages nécessaires.

On voit immédiatement à quel formidable embarras on se trouve exposé.

Si, au contraire, dans les centres commerciaux ou agricoles se trouvent déjà installés des dépôts frigoriques, il suffira d'expédier tous les jours deux trains de quarante wagons chacun, porteurs de viande congelée, pour assurer d'une façon parfaite tous les ravitaillements, alors que la première méthode eût nécessité l'emploi de *six ou sept cent wagons au minimum.*

L'installation de dépôts frigorifiques dans des centres commerciaux de premier rang et dans certains ports, pourrait avoir lieu sans préjudice d'autres moins importants destinés à utiliser même dès le temps de paix nos ressources nationales.

Les grandes villes qui sont à proximité des centres d'élevage recevraient des dépôts frigorifiques où seraient emmagasinés des approvisionnements de viande congelée, et l'on ferait en sorte de faire coïncider ces emplacements dictés par le voisinage des pays producteurs avec ceux que le plan général de mobilisation assigne à la concentration des réserves stratégiques.

Il n'y aurait acune difficulté à réaliser ces principales installations avec le concours des entreprises privées ou des administrations locales.

Signalons enfin que des compagnies d'assurances garantissent aujourd'hui, moyennant une légère prime, la conservation des réserves de viandes dans les usines de congélation et que l'on peut ainsi calculer avec une certitude mathématique, les dépenses inhérentes à ce mode de conservation quels que soient les incidents qui puissent survenir : avaries de machines, incendies, etc.

D'après les données qui précèdent et les indications fournies par les tableaux du chapitre III, on voit avec quelle rapidité, au moyen des viandes congelées, pourraient s'exécuter les opérations de ravitaillement tant pour les armées en campagne que pour celles préposées à la défense des forteresses.

Avec l'installation de dépôts frigorifiques à l'intérieur, on pourrait, outre l'utilisation des ressources du territoire, procurer un débouché à la production bovine de notre colonie africaine, à la condition toutefois, de ne soumettre à la congélation que la chair des animaux préalablement préparés pour la boucherie. Cette mesure ménagerait aux colons algériens et tunisiens une source certaine de profits qui les engagerait à améliorer leurs systèmes de reproduction et d'élevage encore primitifs par des méthodes mieux comprises et plus judicieusement appliquées.

Si, pendant le temps de paix, les troupes, sous le rapport de leur alimentation en viande fraîche, ont souvent à souffrir des manœuvres frauduleuses d'entrepreneurs peu scrupuleux, que se passera-t-il donc en temps de guerre ? Au moment surtout où le contrôle des fournitures sera souvent très difficile pour des motifs qu'il est aisé de prévoir !

Avec des approvisionnements de viandes congelées, on sera au moins certain d'avoir un aliment d'excellente qualité, préalablement soumis à l'examen du personnel militaire chargé du service d'inspection.

En admettant que les approvisionnements constitués avec du bétail sur pied, puissent régulièrement s'effectuer et arriver à destination, ils ne seront pas disponibles et outre les inconvénients déjà cités (eau pour abreuver, fourrages, hommes préposés à la garde), il faudra nécessairement procéder aux opérations d'abatage. Or, après une journée de fatigue, l'homme est en proie à deux besoins impérieux : manger promptement et dormir le plus tôt possible.

« L'ensemble des ressources qu'offrira le théâtre de la guerre, ajouté à la totalité des approvisionnements qu'il sera possible de rassembler sur les derrières de l'armée, ne sera pas de trop pour faire face aux besoins des masses énormes qu'il s'agira d'alimenter

Ces masses passent sur une région comme une nuée de sauterelles, en dévorant tout ; elles ne pourront vivre que peu de temps sur les provisions qu'on trouvera disséminées chez l'habitant. (Von der Goltz). »

.˙.

En résumé, il faut, dès le temps de paix, songer au mode de ravitaillement le plus sûr et le plus facile de nos troupes pendant les opérations d'une campagne.

Comme nous l'avons signalé, si l'on tient compte que peut-être plusieurs millions de kilogrammes de viande seront journellement nécessaires, et dans un rayon plus ou moins vaste, on est à même de juger combien il faudra de personnel pour diriger, conduire et garder d'immenses troupeaux, quels emplacements il faudra pour les parquer et quelles difficultés on aura à surmonter pour faire parvenir les animaux aux points désignés pour les distributions et pour assurer enfin les opérations d'abats.

Ces difficultés inhérentes à ce genre d'approvisionnement seront encore augmentées par les changements de tactique et les mouvements non prévus d'armées aussi étendues.

Nos voisins d'Outre-Rhin ont étudié depuis longtemps et en partie résolu cet épineux problème; c'est ainsi que Metz, Strasbourg et Mulhouse sont pourvues d'installations frigorifiques; que Berlin, Francfort, Wiesbaden, Hambourg, Mayence, Spandau, Coblentz ont leurs dépôts et qu'un grand nombre d'autres villes ont adjoint à leurs abattoirs municipaux des chambres de congélation.

L'installation de dépôts frigorifiques en France servirait les intérêts de l'agriculture nationale qui, dans la mesure de ses moyens, contribuerait à constituer des approvisionnements de viande, ce qui lui permettrait de renouveler plus fréquemment son bétail. En même temps aussi seraient enrayées les trop brusques fluctuations des cours d'une denrée alimentaire de première nécessité.

Tout en reconnaissant que l'agriculture traverse une crise pénible, que la terre ne rapporte plus ce qu'elle donnait jadis, il faut aussi que le cultivateur songe à changer son mode de culture et à élever du bétail ; il améliorera les races de façon à obtenir des animaux de bon rendement et qu'il ne conservera que juste le temps nécessaire à leur engraissement.

La production du grain devra être considérablement amoindrie, puisque les céréales sont à bas prix, et on augmentera les cultures fourragères les plus capables de donner au bétail de la viande de boucherie.

Ainsi donc, avec les procédés de conservation des viandes par le froid, on possède un moyen pratique d'approvisionner et d'alimenter les armées en temps de guerre.

La viande congelée sera, en outre, bien préférable comme substance nutritive à celle provenant d'animaux surmenés, insuffisamment abreuvés et nourris, exposant, par suite, les hommes à des troubles de l'appareil digestif.

Personne ne nous contredira si nous émettons cette pensée : qu'il est plus aisé de prévenir le mal que de le guérir. C'est pourquoi on n'attachera jamais trop d'importance à cette branche

de l'hygiène qui s'occupe en général de l'alimentation et en particulier de la nourriture de nos
soldats, laquelle plus que jamais intéresse la
nation toute entière.

FIN

TABLE DES MATIÈRES